Adipositastherapie

Adipositastherapie

Aktuelle Perspektiven

Thomas Ellrott und Volker Pudel
Geleitwort von Peter Schauder

2., aktualisierte Auflage
43 Abbildungen, 7 Tabellen

1998
Georg Thieme Verlag Stuttgart · New York

Dr. med. Thomas Ellrott
Prof. Dr. rer. nat. Volker Pudel
Universität Göttingen
Ernährungspsychologische Forschungsstelle
von-Siebold-Str. 5
37075 Göttingen

Umschlaggrafik: Martina Berge,
Erbach/Ernsbach

Die Deutsche Bibliothek – CIP-Einheitsaufnahme

Ellrott, Thomas:
Adipositastherapie : aktuelle Perspektiven ; 7 Tabellen / Thomas
Ellrott und Volker Pudel. Geleitw. von Peter Schauder. –
2., aktualisierte Aufl. – Stuttgart ; New York : Thieme, 1998

1. Auflage 1997

© 1997, 1998 Georg Thieme Verlag,
Rüdigerstraße 14,
D-70469 Stuttgart

Printed in Germany

Satz und Druck:
Druckhaus Götz GmbH,
D-71636 Ludwigsburg
Gesetzt auf CCS Textline
(Linotronic 630)

Verarbeitung:
Großbuchbinderei
Monheim GmbH,
86653 Monheim

ISBN 3-13-110362-0   1 2 3 4 5 6

Geleitwort

Die Verbesserung der ernährungsmedizinischen Versorgung ist derzeit eines der wichtigsten medizinischen und gesundheitspolitischen Ziele. Ernährungsabhängige Krankheiten stehen in den Morbiditäts- und Mortalitätsstatistiken der westlichen Industrieländer auf den vorderen Plätzen. Sie verursachen vermeidbares Leid und erhebliche Kosten. In Deutschland betragen diese Kosten derzeit mehr als 100 Milliarden DM/Jahr, entsprechend einem Anteil von etwa 30 % aller Ausgaben für Gesundheit. Aufgrund humanitärer und ökonomischer Gesichtspunkte läßt es sich nicht länger vertreten, daß Maßnahmen zur Verbesserung dieser Situation unterlassen oder gar erschwert werden.

Das klassische Beispiel für eine ernährungsabhängige Krankheit ist die Adipositas. Sie geht mit einer Vielzahl von Erkrankungen einher, die bei Normalgewichtigen erheblich seltener auftreten, z. B. dem Diabetes mellitus oder der arteriellen Hypertonie. Die Behandlung der Adipositas, und damit die Prävention ihrer Folgekrankheiten, ist nicht gerade eine Erfolgsgeschichte. Würde sich das ändern, käme es zu einer deutlichen Reduktion der Prävalenz und Inzidenz adipositasassoziierter Krankheiten. Die daraus resultierenden medizinischen und ökonomischen Vorteile liegen auf der Hand.

In letzter Zeit hat die Grundlagenforschung neue Erkenntnisse zum besseren Verständnis der Pathogenese der Adipositas erarbeitet. Auch auf dem Gebiete Therapie, besonders durch Ernährungsberatung und Verhaltenstraining, gibt es interessante neue Ansätze. Die Autoren Thomas Ellrott und Volker Pudel, die selbst in Forschung und Therapie der Adipositas seit Jahren engagiert sind, haben knapp und prägnant den aktuellen Wissensstand zur Pathogenese und Therapie der Adipositas umrissen. Wer in seiner ärztlichen Tätigkeit mit dem immer noch wachsenden Problem der Adipositas und ihrer Folgekrankheiten konfrontiert ist, wird in dem Buch eine Fülle praktischer ernährungsmedizinischer und verhaltenspsychologischer Anregungen für seine tägliche Arbeit finden.

August 1997

Prof. Dr. med. Peter Schauder
Präsident der Akademie für
Ernährungsmedizin Hannover

Inhaltsverzeichnis

1. Einführung

Viele Menschen in westlichen Industrienationen leiden in zweierlei Hinsicht unter einem zu hohen Körpergewicht: Übergewicht kann zu einem erheblichen Risikofaktor für die Gesundheit werden. Übergewichtige werden in ihrem sozialen Umfeld stark diskriminiert, so daß sich zusätzlich ein starker psycho-sozialer Leidensdruck einstellt. Die Ursachen der Übergewichtigkeit wurden jahrzehntelang dem maßlosen Eßverhalten des Übergewichtigen schuldhaft zugeschrieben. Alle Argumente, die Übergewichtige zu ihrer „Entlastung" anführten, wie Vererbung, „guter Futterverwerter", „Drüsenstörungen" oder „Knochenbau" wurden als reine Erfindungen der Betroffenen zur Kaschierung ihrer Eßlust abgetan.

Das Körpergewicht eines Menschen sei ausnahmslos der Spiegel seines Eßverhaltens. Diese These bestimmte die Jahrzehnte in Wissenschaft und öffentlicher Meinung. Mit der Verschlankung des Schönheitsideals Mitte der 60er Jahre – symbolisiert seinerzeit durch das magersüchtige Model „Twiggy" – wurde schließlich das geltende Normalgewicht zum Übergewicht umgedeutet und das Idealgewicht propagiert. Auf den Kenntnissen der Wissenschaft aufbauend wurde die Bevölkerung mit der Kalorienmathematik vertraut gemacht. Das Körpergewicht wurde als disponible Größe in die Hand des Individuums gelegt. Als Werkzeug zur Modellierung des Gewichts wurden zahllose Diäten erfunden, als Bestseller plaziert, aber auch in Krankenhäusern und Kliniken durchgeführt. So avancierte jede Abweichung vom Idealgewicht zum psychohygienischen Risikofaktor, unabhängig vom somatischen Krankheitswert des tatsächlichen Übergewichts. Trotz aller Maßnahmen steigt bis heute die Prävalenz des Übergewichts an.

Medizin und Psychologie mußten mehr als 25 Jahre forschen, um endlich mehr Hintergrundwissen über das offenkundig so simple Phänomen des Übergewichts zu erlangen. Die intensiven Bemühungen der Verhaltenstherapie bei dennoch moderaten Behandlungserfolgen ließen immer schon vermuten, daß der Schlüssel zum Verständnis der Entstehung von Übergewicht eher in der Kategorie „Schicksal" als in der Kategorie „Schuld" zu finden ist. In den letzten Jahren haben dann Zwillings- und Genforschung die Betrachtung des Übergewichts revolutioniert, ohne daß heute bereits alle Konsequenzen zu beurteilen sind, die sich daraus noch ergeben werden.

1994 waren in Deutschland bereits 15,9 Millionen Menschen so stark übergewichtig, daß sie behandelt werden *müßten*. An den schweren gesundheitlichen Risiken, den erheblichen psychischen Beeinträchtigungen und sozialen Benachteiligungen besteht – wissenschaftlich gesehen – kein vernünftiger Zweifel. Dennoch gilt bislang das Übergewicht nicht als Krankheit, deren Behandlung grundsätzlich erstattungsfähig von den Krankenkassen übernommen werden muß. Dabei besteht unter den Experten der Konsens, daß die Adipositas eine chronische Erkrankung ist, die nicht durch eine kurzfristige Therapiemaßnahme zureichend behandelt werden kann, sondern nur langfristig, vielleicht sogar lebenslänglich therapiert werden muß. Damit stehen das Gesundheitssystem und alle in ihm arbeitenden Disziplinen vor einer der schwersten Herausforderungen.

Es ist noch immer eine Wunschvorstellung, daß das Rezeptieren eines Medikaments oder einer kurzfristigen Diät allein einen langfristigen Gewichtsverlust bewirkt. Die für den Langzeiterfolg entscheidenden Strategien, eine Kontrolle des Fett- nicht aber Kohlenhydratverzehrs, *flexibles* Eßverhalten und regelmäßige physische Aktivität, lassen sich nicht über ein Rezeptformular allein vermitteln. Der Arzt kann jedoch in Zusammenarbeit mit Psychologen, Ernährungsfachkräften und Bewegungstherapeuten ein kompetentes Team bilden, das dem übergewichtigen Patienten über einen längeren Zeitraum die notwendige Unterstützung für eine erfolgreiche Verhaltensstabilisierung bietet.

In diesem Buch haben die Autoren versucht, den gegenwärtigen Stand des Wissens zusammenzutragen. Es kann auf wenigen Seiten nur eine Synopsis sein. Und es kann, bei der gegenwärtig rasanten Entwicklung der Molekularbiologie, auch sein, daß mancher Satz bei Drucklegung bereits eine Modifikation durch die fortschreitende Erkenntnissteigerung der Forschung erfahren müßte.

2. Diagnostische Methoden

Übergewicht und Adipositas sind Begriffe die häufig im Austausch gegeneinander verwendet werden. Übergewicht bezieht sich zunächst wertfrei auf eine erhöhte Körpermasse, die alle Gewebe (Fett, Knochen, Muskeln …) einschließt. Adipositas hingegen meint im Speziellen einen Überschuß an Körper*fett*. In der Praxis gilt, daß übergewichtige Menschen meist auch adipös sind, obwohl es Ausnahmen geben kann (Bodybuilder).

Der Grad der Adipositas kann mit verschiedenen Methoden mehr oder weniger genau geschätzt werden. Eine direkte und exakte Messung des Gesamtfettgewebes am lebenden Menschen steht allerdings nicht zur Verfügung. Als Goldstandard gilt heute das Unterwasserwiegen, die sog. Hydrodensitometrie. Damit wird das spezifische Gewicht (Dichte) des Gesamtkörpers bestimmt, um dann die verschiedenen Körperkompartimente zu berechnen. Seit einiger Zeit wird wegen des einfacheren Einsatzes zunehmend die Dual-Energy X-Ray Absorptiometry (DEXA)-Methode eingesetzt. Bei dieser Methode wird mit Hilfe der Absorption schwacher Röntgenstrahlen auf die Größe Körperfett geschlossen. Verglichen mit der Hydrodensitometrie liefert die DEXA-Methode Werte für das Körperfett mit einem Gesamtfehler von ca. 4 % (Tataranni & Ravussin 1995). Weitere Methoden sind die Messung der Körperfaltendicke an mehreren Körperregionen und die bioelektrische Impedanzanalyse (BIA). Bei der BIA wird der Fett- und Wasseranteil des Körpers über die Bestimmung des elektrischen Widerstandes und des Phasenwinkels berechnet. Auch bildgebende Verfahren wie die Computertomographie und Magnetresonanztomographie (Gray et al. 1991) können zur Bestimmung der Adipositas eingesetzt werden. Alle diese apparativen Verfahren haben die entsprechenden technischen Geräte und ein geschultes Personal zur Voraussetzung und sind daher in vielen Fällen nicht praktikabel. Eine ausführliche Beschreibung der apparativen Methoden findet sich bei Wirth (1997).

Die am einfachsten zu bestimmende, und auch in der Wissenschaft gebräuchliche Methode zur Klassifizierung der Adipositas ist der Body Mass Index (BMI, Körpermassenindex). Zur Berechnung wird das Körpergewicht in Kilogramm durch die Körperlänge in Meter zum Quadrat dividiert (Tab. 1). Dieser Wert korreliert selbst bei Kindern in einem weiten Bereich mit dem Körperfettgewebe (Goulding et al. 1996) und ist in dieser Hinsicht dem veralteten BROCA-Index (Tab. 1) vorzuziehen. Für die einfache Berechnung in der Praxis haben sich BMI-Tabellen bewährt. Auf diesen kann anhand von Gewicht und Größe der BMI abgelesen werden. Im Einzelfall müssen für die Bewertung des errechneten BMI auch Geschlecht, Alter und Konstitution herangezogen werden.

Tab. 1   Berechnungsgrundlagen für die Klassifizierung der Adipositas

- Körpermasseindex (Body Mass Index = BMI) = Körpergewicht in kg dividiert durch Körpergröße in m zum Quadrat. [BMI = kg/m²]
- Broca-Normalgewicht (kg) = Körpergröße in cm – 100

Anhand des Body Mass Index werden verschiedene Gewichtskategorien definiert (Wechsler et al. 1996): Untergewicht, Normalgewicht und Adipositas ersten bis dritten Grades (Tab. 2).

Nicht nur das Ausmaß des Übergewichtes, sondern auch die Verteilung der Fettdepots bestimmt das Gesundheitsrisiko. Tabelle 3 beschreibt die Erfassung des Fettverteilungsmusters. Das kardiovaskuläre Risiko ist bei abdominaler (stammbetonter oder androider) Fettverteilung (eher typisch für Männer) wesentlich höher als bei gluteo-femoraler (hüftbetonter oder gynoider) Fettansammlung (eher typisch für Frauen). Das Fettverteilungsmuster hat besonders bei Adipositas Grad 1 maßgeblichen Einfluß auf das Morbiditäts-und Mortalitätsrisiko und muß deshalb bei der Abschätzung des Adipositas-assoziierten Gesundheitsrisikos berücksichtigt werden (Wechsler et al. 1996).

Zur obligatorischen Untersuchung von Adipösen zählen nach der Deutschen Adipositas Gesellschaft (Wechsler et al. 1996) außer der Ermittlung des Körpermassenindex (BMI) und der Bestimmung der Körperfettverteilung (WHR), der Lipidstatus (Cholesterin, HDL-Cholesterin und LDL-Cholesterin, Triglyceride), der orale Glucosetoleranztest, die Blutdruckmessung, die Messung von Harnsäure und basalem TSH. In Abhängigkeit von Beschwerden und Befunden sowie geplanten therapeutischen Maßnahmen muß die Diagnostik erweitert werden (Tab. 4). Die sorgfältige Erhebung der Familien-, Psycho-, Sozial- und Ernährungsanamnese ist eine

Tab. 2   Klassifizierung der Adipositas

Klassifikation	BMI = kg/m²	Beispiel: Mann oder Frau, 1,80 m
Untergewicht	< 20	< 64,8 kg
Normalgewicht	20 – 24,9	64,8 – 80,7 kg
Übergewicht (Adipositas Grad I)	25 – 29,9	80,8 – 96,9 kg
Adipositas (Adipositas Grad II)	30 – 39,9	97,0 – 129,3 kg
extreme Adipositas (Adipositas Grad III)	> 40	> 129,3 kg

wichtige Voraussetzung für die Therapieplanung. Hinweise zu entsprechenden diagnostischen Instrumenten finden sich im Abschnitt *Ätiologie* jeweils in der Diskussion der einzelnen ätiologischen Faktoren.

Tab. 3 Erfassung des Fettverteilungsmusters *Taillenumf (cm)/Hüftdum. (cm)*

Die Körperfettverteilung
- Quotient aus Taillen- und Hüftumfang (T/H-Quotient oder waist/hip ratio = WHR)
- Meßort Taillenumfang: Mitte zwischen Rippenbogen und Beckenkamm *on*
  Meßort Hüftumfang: In Höhe Trochanter major
  Die Messungen erfolgen am stehenden Patienten.
  Ein erhöhtes Risiko besteht bei:
  WHR > 0,85 bei Frauen - WHR > 1,00 bei Männern

Tab. 4 Eingangsdiagnostik der Adipositas

Minimaldiagnostik
- Bestimmung von Größe, aktuellem Gewicht, BMI
- Bestimmung der Fettverteilung (Taille/Hüft-Quotient)
- Folgeerkrankungen (z. B. Arthrose, Herz-Kreislauf-Erkrankungen)
- Blutdruckmessung
- Lipidstatus, Blutglucose, Harnsäure, TSH-basal, Cortisol i. Serum o. Urin
- Gewichtsanamnese
- Medikamentenanamnese
- Ernährungsanamnese (7-Tage-Protokoll)
- Erhebung von Psycho- und Sozialanamnese
- Aktivitätsprotokoll

Optionale Diagnostik
- BIA oder DEXA zur Bestimmung der Körperzusammensetzung
- Oraler Glucosetoleranztest zur Abklärung von Grenzfällen
- HbA_{1c} bei manifestem Diabetes mellitus
- Dexamethason-Hemmtest z. Ausschluß eines M. Cushing
- EKG und Belastungs-EKG
- Fragebogen zum Eßverhalten (FEV)

3. Epidemiologie

Die Zahl der Übergewichtigen in westlichen Industrienationen nimmt stetig zu (Prentice & Jebb 1995, Kuczmarski et al. 1994, Deutsche Gesellschaft für Ernährung 1992, Centers for Disease Control and Prevention 1997), insbesondere auch unter Kindern und Jugendlichen. Die aktuellen Daten des Bundesgesundheitsamts (1994) für die Prävalenz von Übergewicht in Deutschland zeigen Abb. 1 und Abb. 2. Danach hat annähernd jeder fünfte Deutsche eine Adipositas Grad II oder III.

Die fortlaufenden Daten des amerikanischen National Health and Nutrition Survey (NHANES) zeigen, daß der Anteil der Übergewichtigen in der amerikanischen Bevölkerung stetig anwächst (Centers for Disease Control and Prevention 1997). Im NHANES wird Übergewicht im Kindes- und Jugendalter als BMI jenseits der 95%-Perzentile definiert, im Erwachsenenalter als BMI oberhalb der 85%-Perzentile. Nach dieser Einteilung sind 13,7% der Kinder, 11,5% der Jugendlichen und 34,9% der Erwachsenen in den USA übergewichtig (Abb. 3). Der Anteil von Kindern jenseits der 85. Perzentile beträgt in den USA bereits 22% und hat sich 1994 im Vergleich zu 1973/74 verdoppelt (Troiano et al. 1995, Freedman et al. 1997).

Ein fortwährender Anstieg des Körpergewichts mit zunehmendem Lebensalter charakterisiert die Prävalenzdaten aller Industrienationen. In

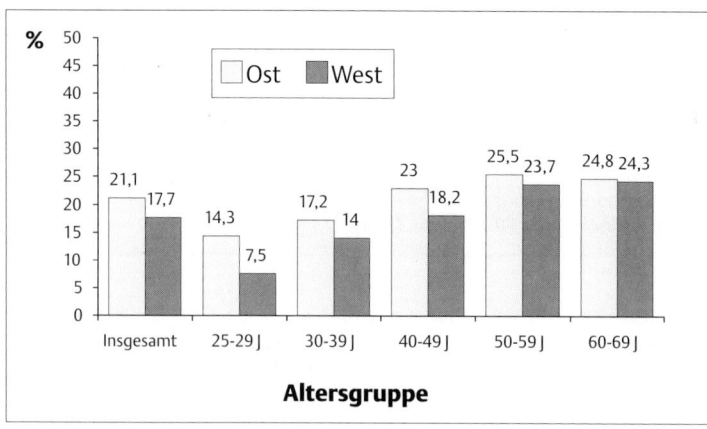

Abb. 1   Prävalenz der Adipositas in Deutschland bei Männern (n. BGA 1994)

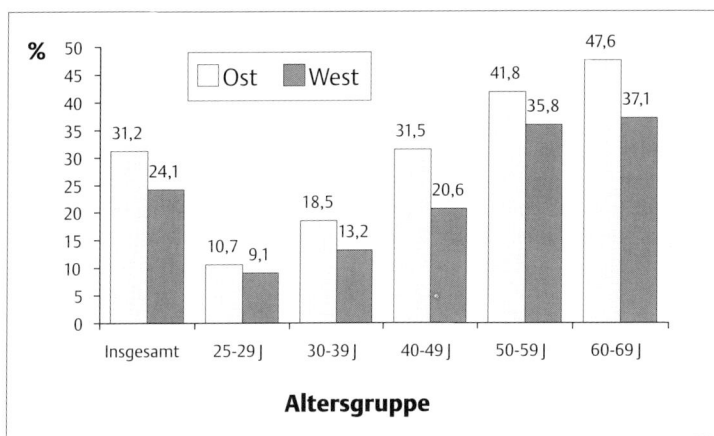

Abb. **2** Prävalenz der Adipositas in Deutschland bei Frauen (n. BGA 1994)

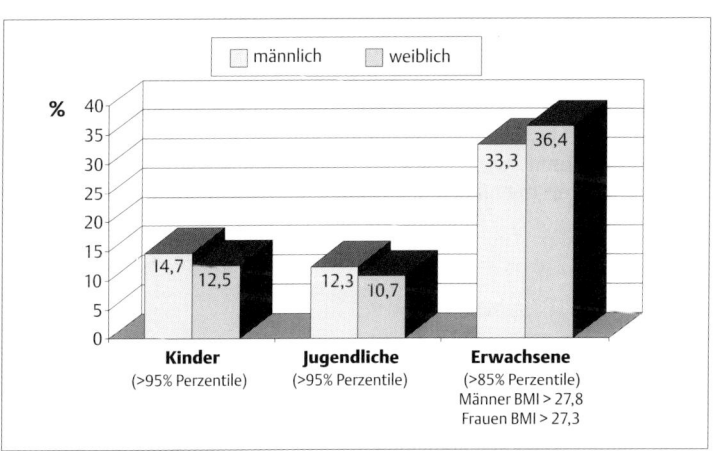

Abb. **3** Prävalenz von Übergewicht in den USA (n. CDC 1997)

den jüngeren Altersgruppen zeigt sich bei Männern eine geringfügig höhere Prävalenz, im mittleren und höheren Lebensalter ist der Anteil Übergewichtiger bei den Frauen deutlich größer. Statistisch nehmen die Bürger in Industrienationen über ihr Leben ständig zu.

4. Adipositas als Risikofaktor

Adipositas bekommt ihren Krankheitswert durch die Vielzahl von Folge-erkrankungen, die erhebliche Auswirkungen auf die Morbidität der Bevöl-kerung haben. Krankheiten, die durch Adipositas bedingt oder mitbedingt werden, sind kardiovaskuläre Erkrankungen wie Hypertonus, Hyperlipid-ämie, Diabetes mellitus (metabolisches Syndrom) und in deren Folge Myocardinfarkt und cerebrale Insulte. Auch degenerative Gelenkerkran-kungen, Gallenerkrankungen, Atem- und Schlafstörungen (Schlaf-Apnoe-Syndrom, Young et al. 1993), Venenleiden und bestimmte Karzinome sind mit Adipositas assoziiert (Deutsche Adipositas Gesellschaft 1996, Hauner 1996). Das Risiko für einen Diabetes mellitus versechsfacht sich bei einem Anstieg des BMI von 23–24,9 auf mehr als 29 (Abb. **4**).

In großen epidemiologischen Untersuchungen wie der Paris Prospekti-ve Study (Ducimetiere et al. 1986), der Framingham Heart Study (Stokes et al. 1985) und der Göteburg Women's Study (Lapidus et al. 1984) konnte Adipositas als ein Risikofaktor für atherosklerotische kardiovaskuläre Er-krankungen identifiziert werden, der unabhängig von Blutdruck, Serumli-piden und Blutglucose war. Eine neue Analyse der Nurses Health Study do-kumentierte einen Zusammenhang zwischen Übergewicht und primären Lungenembolien, die nicht durch Krebs, Trauma, Operationen oder Immo-

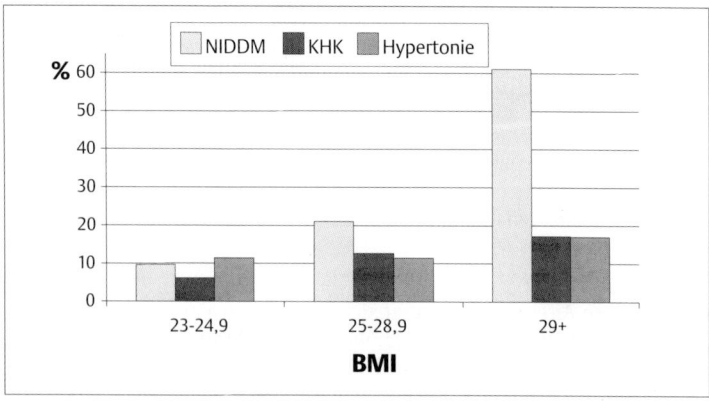

Abb. **4** Populationsbezogenes Risiko verschiedener Erkrankungen in drei BMI-Kategorien (n. Wolf & Colditz 1996)

bilisierung bedingt waren. Frauen mit einem BMI > 29 hatten ein erhöhtes relatives Risiko von 2,9 für eine primäre Lungenembolie (Goldhaber et al. 1997). Eine weitere Zwischenauswertung der Nurses Health Study hat gezeigt, daß ein hoher BMI per se oder eine Gewichtszunahme innerhalb der letzten 16 Jahre mit einem erhöhten relativen Risiko für einen ischämischen Hirninfarkt einherging (Rexrode et al. 1997).

In einer Studie von Glynn et al. (1995) war der Body Mass Index auch ein unabhängiger Prädiktor von Katarakten, der häufigsten Ursache von Blindheit. 34 % aller beobachteten Katarakte konnte einem hohen BMI zugeschrieben werden, verglichen mit 12 % für das Rauchen, 4 % für Hypertonus und 2 % für Diabetes. Die Wahrscheinlichkeit von Schwangerschaftskomplikationen steigt mit zunehmendem Übergewicht stark an (Edwards 1996). Auch die psychosozialen Auswirkungen der Adipositas sind beträchtlich. Man findet bei den Patienten sehr häufig ängstliche und depressive Komponenten, Lebenszufriedenheit und Selbstwertgefühl sind deutlich geringer als bei nicht adipösen (Sarlio-Lähteenkorva et al. 1995).

Nach einer Neuauswertung der Nurses Health Study zum Zusammenhang von Körpergewicht und Mortalität hatten diejenigen Frauen die niedrigste Mortalität, die mindestens 15 % weniger als der gleichaltrige Durchschnitt wogen (Manson et al. 1995).

Schneider (1996) geht in seiner Kalkulation davon aus, daß die durch Adipositas und Folgeerkrankungen verursachten Kosten für das deutsche Gesundheitssystem im Jahr 1995 mit 15,5 – 27,1 Mrd. DM veranschlagt werden müssen. Wolf & Colditz (1996) ermessen für Adipositas und Folgeerkrankungen in den Vereinigten Staaten einen Anteil von 6,8 % der gesamten Gesundheitskosten.

5. Ätiologie

Im Laufe der menschlichen Stammesgeschichte war die Fähigkeit, in Zeiten der Verfügbarkeit von Nahrung zuzunehmen und so für Notzeiten Reserven zu bilden, immer ein entscheidender evolutionsbiologischer Vorteil. Erst in den letzten 50 Jahren wurde dieser evolutionäre Vorteil von Überernährung und Übergewicht für alle Bevölkerungsschichten zu einem klar definierten Nachteil unter permanenten Überflußbedingungen. Der Phänotyp Adipositas wird heute als Ergebnis der Interaktion von genetischer – „evolutionärer" – Prädisposition und Umweltfaktoren verstanden.

Die genetische Disposition wird in ihren Einzelheiten gerade mit großem Forschungsaufwand entschlüsselt. Aber auch die Umweltfaktoren, die maßgeblich für die Ausprägung des Phänotyps Adipositas verantwortlich sind, konnten erst in jüngerer Zeit richtig beschrieben werden.

Auch wenn dieses Buch den Titel Adipositas*therapie* trägt, so ist die ausführliche Erläuterung der Ursachen von Übergewicht für das Verständnis der sich daraus ableitenden Therapieansätze unentbehrlich.

5.1 Genetische Ursachen

Jüngste amerikanische Untersuchungen zur Adaptation des Energieumsatzes an hyper- und hypokalorische Kost (Leibel et al. 1995) wie auch Studien mit Zwillingen (Carmelli et al. 1994, Astrup et al. 1994) machen das Vorhandensein eines genetischen „Setpoints" für die Regulation des individuellen Körpergewichts bei Menschen wahrscheinlich (Bouchard & Perusse 1988, Bouchard & Perusse 1993). Abbildung **5** zeigt die starke Abhängigkeit des BMI von adoptierten Kindern vom BMI der leiblichen Eltern, obwohl diese Kinder nicht in deren Umgebung aufgewachsen sind (Stunkard et al. 1990).

Auch Untersuchungen mit eineiigen Zwillingen, die an 6 Tagen der Woche mit genau 1000 kcal/d *zusätzlich* überernährt wurden, zeigten eine starke heriditäre Komponente beim Ausmaß der Gewichtszunahme innerhalb von 14 Wochen (Bouchard et al. 1990). Die Gewichtszunahme als Reaktion auf die Überernährung war innerhalb eines Zwillingspaares sehr ähnlich, zwischen den verschiedenen Paaren jedoch deutlich verschieden (Abb. **6**).

Als Erklärungsansatz für diese Befunde kann modellhaft ein zentrales Regulationssystem, ein Lipostat oder Adipostat, postuliert werden, der die

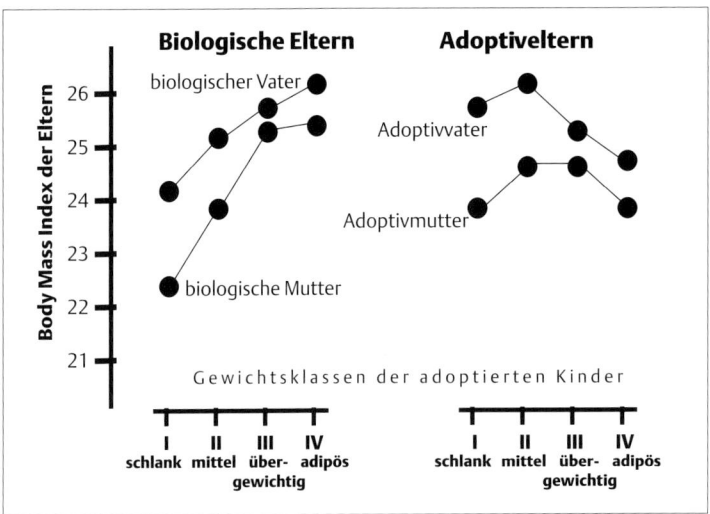

Abb. **5** Abhängigkeit des BMI von genetischen Faktoren (n. Stunkard et al. 1990)

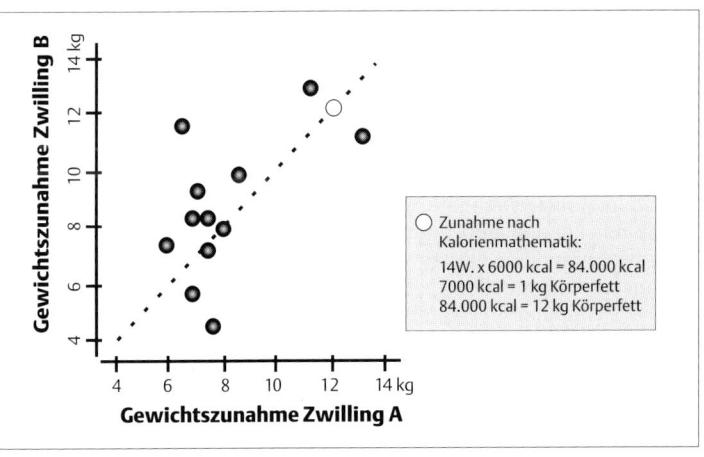

Abb. **6** Überernährung monozygoter Zwillinge über 14 Wochen mit 1000 kcal/d an 6 Tagen in der Woche (n. Bouchard et al. 1990)

Größe „Körperfett" reguliert. Die zentrale Schaltstelle für dieses Regulationssystem scheint der Hypothalamus zu sein. Bei Abweichungen des Körperfetts von einem (theoretischen) Setpoint nach unten oder oben werden metabolische oder verhaltensgesteuerte Kompensationsmechanismen in Gang gesetzt, um der Abweichung entgegenzuwirken. Im Tiermodell konnte die Wirksamkeit einzelner genetischer Defekte auf die Entstehung einer Adipositas eindrucksvoll gezeigt werden (s. u.).

Die Extrapolierbarkeit von Untersuchungen zur Regulation des Körpergewichts vom Tiermodell auf den Menschen ist erheblich eingeschränkt. Der Einfluß spezifisch menschlicher Verhaltensweisen, wie der Möglichkeit der willentlichen Beeinflussung des Körpergewichts nach Maßgabe bestimmter subjektiver Schönheitsideale und anderer sozialer Kriterien, kann in Tiermodellen nicht geprüft werden. Das genetische Subsystem determiniert beim Menschen nur einen Teil des zentralen Regulationssystems. Durch die nach der Geburt beginnende milieuabhängige Verschaltung der Neuronen und den Sozialisationsprozeß kommt es beim Menschen zur Emergenz von Eigenschaften, die auf genetischer Ebene nicht vorherzusagen sind. Trotz der eindeutigen genetischen Disposition ist der größte Teil der Varianz des Gewichts auf Bevölkerungsebene auf Umweltfaktoren zurückzuführen (Committee to Develop Criteria for Evaluating the Outcomes of Approaches to Prevent and Treat Obesity 1995, Hebebrand & Remschmidt 1995). Massive Mastversuche bei Gefängnisinsassen (Sims 1976), die generell zu Gewichtszunahmen führten, aber auch eine kaum zu beobachtende Übergewichtigkeit in den Kriegs- und Nachkriegsjahren belegen, wie erheblich der Phänotypus umweltbedingt trotz unverändertem Genpool variieren kann. Genetische Konstellationen sind heute (noch) nicht beeinflußbar, während Umweltfaktoren durchaus therapeutischer Intervention zugänglich sind (siehe auch Zusammenfassung: *Genotyp-Umwelt-Phänotyp Adipositas*).

In der Zukunft wird es möglich sein, über ein genetisches Screening die individuelle anlagebedingte Adipositasprädisposition zu bestimmen. Diese Befunde können dem Therapeuten zunächst eine Hilfe bei der Zuweisung der Patienten in existente Therapieprogramme wie auch bei der Definition der individuellen Therapieziele sein. Einzelne genetische Defekte werden sich später medikamentös kompensieren lassen. Ob sich der Phänotypus Adipositas allein durch medikamentöse Therapie hinreichend therapieren lassen wird, muß zur Zeit bezweifelt werden.

In den folgenden Abschnitten sind die aktuellen Forschungsergebnisse der Molekularbiologie zur Regulation des Körpergewichts und genetischen Disposition für Adipositas dargestellt. Die größten Änderungen bei der Therapie der Erkrankung Adipositas in der nächsten Zeit werden auf diesem Gebiet stattfinden. Daher ist den molekularbiologischen Aspekten auch hier entsprechender Raum reserviert.

5.1.1 Leptin

Amerikanische Forscher haben bei der Maus wie auch beim Menschen ein Gen isolieren und klonen können, über dessen Genprodukt die „Kommunikation" des Körperfettgewebes mit dem zentralen Regulationszentrum gesteuert wird (Zhang et al. 1994). Das sog. *obesitas (ob)* Gen codiert für ein *ob* Protein (Leptin) und über die Konzentration dieses Botenstoffs wird das zentrale Regulationszentrum von den Adipocyten mit Informationen über die Größe der Fettspeicher versorgt. Die Höhe des Leptinspiegels ist proportional zur Körperfettmenge. Das Leptin wird nach ersten Untersuchungen im subkutanen, omentalen, retroperitonealen, perilymphatischen und mesenterialen Fettgewebe exprimiert (Masuzaki et al. 1995).

In Behandlungsversuchen von genetisch übergewichtigen *ob/ob* Mäusen, die durch einen Gendefekt kein Leptin exprimieren, hat man nach Injektionen des fehlenden *ob* Proteins feststellen können, daß durch diesen Signalstoff sowohl der Hunger (Nahrungsaufnahme) gehemmt, als auch der Metabolismus (Energieumsatz) gesteigert wird (Pelleymounter et al. 1995). Ein Gendefekt mit mutierten Kopien des Leptin Gens konnte erst bei wenigen Menschen entdeckt werden. Montague et al. (1997) berichteten von zwei Kindern, die im Alter von 2 und 8 Jahren 29 respektive 86 kg wogen. Eine Deletion im Codon 133 des Leptin Gens resultierte in einer stark verminderten Expression von Leptin. Beim Großteil der Menschen mit Übergewicht und Diabetes mellitus II b konnte bislang keine Mutation im Leptin Gen gefunden werden (Considine et al. 1995, Maffei et al. 1996). Hier fanden sich überwiegend hohe Leptin-Spiegel.

Auch der zentrale Rezeptor für Leptin (OB-R) konnte bereits identifiziert werden (Tartaglia et al. 1995). Das Gen für den Leptin-Rezeptor liegt bei Mäusen in der Nähe der Region des *diabetes* Gens (*db*), welches auf Chromosom 4 zu finden ist. Mutationen und Defekte sowohl des *ob* Gens wie auch des *db* (OB-R) Gens können erheblichen Einfluß auf den Metabolismus und die Regulation des Körperfetts haben. So läßt sich der adipöse Phänotyp bei sog. *fatty* Zucker Ratten auf eine Missense-Mutation am Leptin-Rezeptor zurückführen (Takaya et al. 1996). Die exprimierten Rezeptoren binden zwar Leptin genau so fest wie normale Rezeptoren, jedoch ist die Rezeptorpräsenz auf der Zelloberfläche deutlich vermindert. Wahrscheinlich verändert die *fatty*-Mutation die sterische Konfiguration des Rezeptors und verhindert so den effizienten Transport an die Zelloberfläche. Eine Mutation am hypothalamischen Leptin-Rezeptor bei Menschen nach dem Muster der *db/db* Mutation bei Mäusen und *fa/fa* Mutation bei Ratten ist bisher nicht gefunden worden (Considine et al. 1996) und scheint für humanes Übergewicht keine Rolle zu spielen.

Relativ niedrige Leptinspiegel – bezogen auf die Fettmasse – gehen bei Pima Indianern einer Gewichtszunahme voraus (Ravussin et al. 1997). Bei vielen Menschen scheint es trotz hoher *ob* Genaktivität und hoher Leptinspiegel eine Prädisposition zu geben, unter einer fettreichen Diät Übergewicht zu entwickeln. Der Defekt liegt hier möglicherweise in der Sensibilität des Gehirns gegenüber *ob* Protein oder der adäquaten Informationsvermittlung zwischen Peripherie und Gehirn. Noch unklar ist, auf welchem Weg das Protein die Blut-Hirn-Schranke penetriert. Leptin-Rezeptoren finden sich in den Plexus chorioidei, in Hypothalamus, Niere, Testis und Lunge (Tartaglia et al. 1995, Lee et al. 1996). Als möglicher Mechanismus für eine zentrale Leptin-Resistenz wird ein vermindertes Liquor/Serum Leptin-Verhältnis diskutiert (Caro et al. 1996). Commuzie et al. (1997) haben bei einer Linkage-Analyse über das komplette Genom einen Genlocus auf Chromosom 2 identifizieren können, der bei Mexiko-Amerikanern 47 % der Variation der Leptin-Spiegel erklärt. Dieser Locus enthält eine Anzahl von Genen, die möglicherweise bei der Regulation des Körpergewichts eine Rolle spielen. Zu diesen Genen zählt das Glucokinase Regulatory Protein und das Pro-Opiomelanocortin.

Bei Mäusen, die ebenfalls keinen Gendefekt als Ursache ihres Übergewichts hatten, sondern durch extrem fettreiche Kost dick geworden waren (Diät-Induzierte-Obesitas, DIO), wirkte das Leptin in der gleichen Weise auf Appetit, Metabolismus und Körpergewicht (Campfield et al. 1995).

Nach der Untersuchung von Leibel et al. (1995) wird der Energieumsatz der metabolischen Körpermasse (Magermasse) bei einer Gewichtszunahme kompensatorisch angehoben und bei einer Gewichtsabnahme abgesenkt. Ein schnelles Wiedererreichen des Ausgangsgewichts wird begünstigt. Die Anpassung erfolgt nach dieser Studie maßgeblich über den Arbeitsumsatz. Die Höhe des Arbeitsumsatzes ist durch das Ausmaß und die Effektivität der Muskelarbeit determiniert. Unter Alltagsbedingungen kommen als weitere mögliche Effektoren, über die die Energiebilanz und damit die Größe „Körperfett" geregelt wird, die Nahrungsaufnahme und physische Aktivität hinzu.

Neben der genetischen Determinierung des (theoretischen) Setpoints durch den Körperfett-Leptin-Lipostat-Effektor-Regelkreis gibt es bei diesem Modell externe Faktoren (siehe Abb. 7), die die Setpoint-Einstellung beeinflussen können. Zu diesen Faktoren zählt die Komposition der Diät (die wiederum durch das Eßverhalten bestimmt wird), die physische Aktivität, Medikamente sowie Hirnläsionen (Bennett 1995). Das Ausmaß, in dem diese Faktoren die Setpoint-Einstellung langfristig beeinflussen können, ist individuell noch nicht vorherzusagen. Durch die Höhe des Fettkonsums in den westlichen Industrienationen sowie zunehmende körperliche Inaktivität kommt es wahrscheinlich zu einer Elevation des Gewichts-Setpoints. Da der Setpoint nach diesem Modell von mehreren externen Faktoren moduliert werden kann, trifft der aus der Kybernetik stammende Begriff „Setpoint" strenggenommen nicht mehr zu. Es wäre folgerichtiger von einem *Sattelpunkt* für das Körpergewicht zu sprechen. Der Sattelpunkt beschreibt einen Gewichtsbereich, der sich – ausgehend

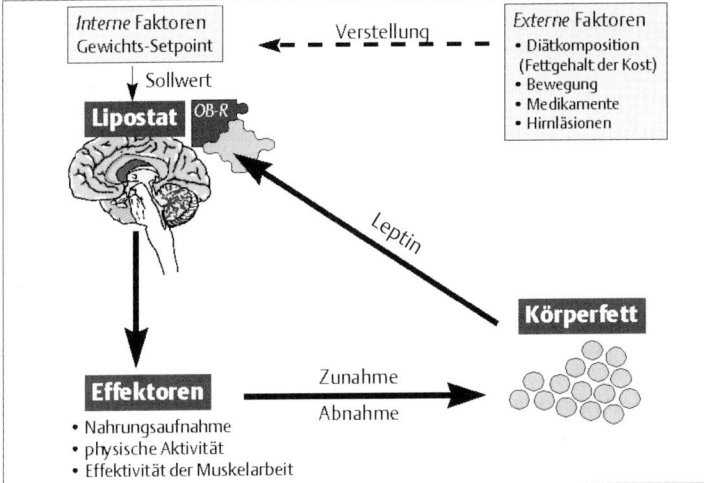

Abb. 7   Regulation des Körpergewichts durch Leptin (vereinfacht)

von einer persönlichen genetischen Grundlage – unter den individuellen Umweltbedingungen (externe Faktoren) einstellt.

Abgesehen von der Funktion bei der Regulation des Körpergewichts scheint Leptin ein entscheidendes Signal für die weibliche Reproduktionsfähigkeit zu sein. In Hungerphasen sinkt bei gesunden Tieren die Produktion von Leptin im Körperfettgewebe drastisch und führt zu verminderter Thermogenese und verminderter Fertilität. Bei weiblichen Mäusen mit Mutationen im Leptin-Gen (*ob/ob*), die mutationsbedingt leptindefizient sind, kommt es über einen funktionalen Defekt der hypothalamisch-hypophysären Achse zu einer Verringerung von Reproduktionshormonen. Die frühe Geschlechtsentwicklung der Tiere ist hingegen ungestört. Die intraventrikuläre Administration der fehlenden hypothalamischen und hypophysären Hormone, Gonadotropine, Progesteron und Relaxin kann zu einer Wiederherstellung der Reproduktionsfähigkeit führen. Denselben Effekt konnte die Arbeitsgruppe von Chehab et al. (1996) durch wiederholte Applikation von rekombinantem humanem Leptin allein erzielen.

Jüngste Daten der Arbeitsgruppe von Rubinstein lassen einen Zusammenhang zwischen hohen Leptinspiegeln und der bei adipösen Diabetikern beobachteten Insulinresistenz vermuten (Cohen et al. 1996, Taylor et al. 1996). Neben Leptin gelten Tumornekrosefaktor Alpha (TNF-α) und freie Fettsäuren als Mediatoren der bei Diabetes Typ II b beobachteten Insulinresistenz. Die Hinweise, daß Leptin ein Mediator der Insulinresistenz ist und diabetogene Eigenschaften hat (in vitro bewirkt Leptin eine Inhibition der Insulinsekretion), relativieren die pharmakologischen Einsatzmöglichkeiten der Substanz.

Ob über genetisch bestimmte Genaktivitäten des *ob* und *db* (OB-R) Gens Übergewicht beim Menschen maßgeblich gesteuert wird, werden zukünftige Untersuchungen zeigen. Derzeit laufen klinische Studien mit Leptin in den USA, deren Ergebnisse noch ausstehen. Da es sich um ein Botenstoff-Protein handelt, wird die Behandlung lebenslang und nur parenteral über Injektionen erfolgen können. Ob ein Mißbrauch des Botenstoffs, wie in Parabiose-Versuchen (*db/db* und +/+ Mäuse) gezeigt, zu einer völligen Auszehrung oder gar zum Tode führen kann, werden die notwendigen Untersuchungen zeigen. Ein anderer therapeutischer Ansatz ist die pharmakologische Beeinflussung von Leptin-Rezeptoren (OB-R). Leptin-Rezeptor-Agonisten könnten eine Verstärkung des Leptin-Signals im ZNS bewirken.

5.1.2   Andere zentrale Botenstoffe

Neben Leptin gibt es eine Anzahl weiterer Botenstoffe, die für die Regulation von Hunger und Sättigung von Bedeutung sind. Von einigen Neuropeptiden, wie Neuropeptid Y (NPY), Glucagon-Like Peptide-1 (GLP-1), Melanin Concentrating Hormone (MCH) und Urocortin ist ein Einfluß auf die Nahrungsaufnahme und Sättigung ebenfalls beschrieben.

Hohe Blutspiegel von Neuropeptid Y korrelieren mit Hunger, Übergewicht und Diabetes (Akabayashi et al. 1994). Neuropeptid Y ist der stärkste bekannte appetitsteigernde Botenstoff im Hypothalamus. Die appetitsteigernde Wirkung wird wahrscheinlich über den Rezeptorsubtyp Y5 vermittelt. Leptin scheint die Expression und Postrezeptorwirkung von NPY zu hemmen und antagonisiert NPY-induzierte Nahrungsaufnahme (Abb. **8**, Smith et al. 1996). Bei *db/db* Mäusen mit einem Defekt im Leptin-Rezeptor, ist NPY der zentrale Effektor der Leptinresistenz und mediiert die starke Gewichtszunahme der Tiere (Erickson et al. 1996).

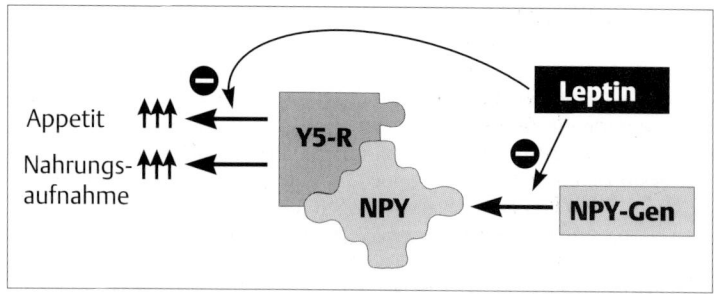

Abb. **8**   Wirkung von Leptin auf Expression und Postrezeptorwirkung von NPY (n. Smith et al. 1996)

Unlängst konnte bei Ratten mit dem Glucagon-Like Peptide-1 (GLP-1) ein weiterer Botenstoff identifiziert werden, der im Hypothalamus stark appetitsupprimierend wirkt und ein Gefühl des „Satt Seins" triggert (Turton et al. 1996). Die bekannte intestinale Wirkung von GLP-1 ist die Triggerung der pankreatischen Insulinsekretion als Folge von Nahrungsaufnahme.

Das Melatonin Concentrating Hormone (MCH) wird vorwiegend hypothalamisch in der Zona Incerta exprimiert. Leptindefiziente *ob/ob* Mäuse haben doppelt so hohe MCH-Spiegel. Die Injektion von MCH in die lateralen Ventrikel von Ratten führt zu gesteigerter Nahrungsaufnahme (Qu et al. 1996).

Urocortin ist ein Corticotropin-releasing factor (CRF) ähnliches Neuropeptid, das bei intracerebraler Injektion über den CRF2-Rezeptor eine starke appetithemmende Wirkung vermittelt. Streß- und Angstsymptome sowie der Sympathikotonus werden im Gegensatz zu CRF durch Urocortin deutlich weniger gesteigert (Spina et al. 1996).

Im Tierexperiment läßt sich Übergewicht bei Mäusen durch die selektive Blockade des Melanocortin-4 Rezeptors induzieren (Huszar et al. 1997). Das durch die Blockade hervorgerufene Syndrom entspricht in vielen Symptomen dem bei Mäusen bekannten Agouti-Adipositas-Syndrom, welches aus einer ektopen Expression des Agouti-Proteins resultiert. Das Agouti-Protein ist ein Pigmentationsfaktor, der normalerweise in der Haut exprimiert wird. Eine chronische Inhibition melanocortinerger Neurone durch das Agouti-Protein ist die wahrscheinliche Erklärung des Agouti-Syndroms (Fan et al. 1997).

An welcher Stelle im Körperfett-Leptin-Lipostat-Effektor-Regelkreis diese Moleküle ihre Wirkung entfalten, läßt sich bisweilen nur spekulieren. Im stark vereinfachten Modell (Abb. **7**) zur Regulation des Körpergewichts bleiben diese Substanzen daher unberücksichtigt.

5.1.3 Genetische Determinierung von Verhaltensstörungen

Während Defekte und Mutationen des *ob* Gens zu einer metabolischen Dysregulation (s. o.) führen, geht ein anderer Erklärungsansatz von genetisch determinierten primären Verhaltensstörungen als Ursache von Übergewicht aus. Nach diesem Ansatz ist die mögliche Ursache eine Störung im Serotonin- (5-Hydroxytryptamin-) Stoffwechsel. Das Sättigungsempfinden wird u. a. über den 5-HT$_{2C}$-Rezeptor vermittelt. Medikamente wie Fluoxetin und Dexfenfluramin verstärken die serotonerge Neurotransmission durch Verstärkung der präsynaptischen Liberation und Blockade der Serotonin-Wiederaufnahme via 5-HT$_{2C}$-Rezeptor ins präsynaptische Nervenende und wirken durch Verstärkung des Sättigungssignals im Nucleus paraventricularis appetithemmend.

Die Arbeitsgruppe um Tecott (1995) blockierte bei Mäusen die Expression des 5-HT_{2C}-Rezeptors. Bei ad-libitum-Zugang zu Nahrung nahmen die Mutanten deutlich an Gewicht zu und der Verzehr ließ sich durch Appetithemmer vom Typ der nonselektiven 5-HT_{2C}-Rezeptor-Agonisten nicht verringern. Dies deutet auf eine ausschließliche Vermittlung des Sättigungssignals über 5-HT_{2C}-Rezeptoren. In einer Standard-Paarfütterungsanalyse konnte gezeigt werden, daß sich bei restringiertem Zugang zu Nahrung der Phänotyp der Mutanten dem der Wildform anpaßt. Somit erscheint bei diesen Mäusen eine Verhaltensabnormalität, nicht eine metabolische Abnormalität (wie bei *ob/ob* und *db/db* Nagern), zu Übergewicht zu führen. Ob beim Menschen genetische Expressionsunterschiede von 5-HT_{2C}-Rezeptoren über Verhaltensabnormalitäten Ursache von Adipositas sind, können nur zukünftige Untersuchungen zeigen.

5.1.4 Gendefekte des β_3-adrenergen Rezeptors und der Prohormon Convertase 1

Die Arbeitsgruppen um Clement et al. (1995), Walston et al. (1995) und Widen et al. (1995) haben erstmals eine Genmutation beim Menschen als Ursache für Übergewicht und Diabetes entdeckt. Durch die Mutation am Gen für den β_3-adrenergen Rezeptor kommt es zu verringerten Expression funktionsfähiger Rezeptoren im Visceralfett. Die Folge ist ein erniedrigter Energieverbrauch (Thermogenese $\downarrow$) und eine verringerte Lipolyse. Dadurch kann es zu Übergewicht und Diabetes (Typ II b) kommen. Die Unterschiede im Ruheenergieverbrauch sind mit 36 kcal/d weniger bei heterozygotem Defekt und 82 kcal/d weniger bei homozygotem Defekt moderat, können aber im Verlauf mehrerer Jahre zu einem manifesten Übergewicht führen. Die Entwicklung von β_3-adrenergen Rezeptor-Agonisten könnte bei den betroffenen Patienten wirksame Medikamente zur Therapie von Übergewicht und Diabetes Typ II b liefern.

Neuere Untersuchungen relativieren die Wichtigkeit des beschriebenen Gendefekts am β_3-adrenergen Rezeptor für die Genese von Übergewicht. Die Verteilung des defekten Allels war in einer Studie von Oksanen et al. (1996) nicht mit dem aktuellen BMI assoziiert.

Unlängst konnte bei einem einzelnen extremen Fall kindlicher Adipositas eine Mutation im Gen für das Enzym Prohormon Convertase 1 (PC1) entdeckt werden (Jackson et al. 1997). Dieses Prohormon prozessiert andere Prohormone und Neuropeptide, z.B. Proinsulin. Die weibliche Patientin hatte eine pathologische Glucosetoleranz, hypogonadotropen Hypogonadismus, Hypocortisolismus, und erhöhte Spiegel der Prohormone Proinsulin und Pro-Opiomelanocortin. Das extreme Übergewicht könnte durch den Mangel der Hormone und Neuropeptide bedingt sein. Folgende Studien werden aufzeigen, wie häufig diese Mutation bei Kindern und Erwachsenen mit extremer Adipositas ist.

5.1.5 Uncoupling Protein-2/-3

Das Uncoupling Protein (UCP-2, UCP-3) wird bei erwachsenen Menschen in großem Umfang exprimiert und spielt eine wichtige Rolle bei der Generierung von Wärme und dem Verbrennen von Energie ohne Kopplung an andere Stoffwechselprozesse (Fleury et al. 1997). Das Gen für UCP-2 liegt auf der gleichen Region von Chromosom 11, die mit Hyperinsulinämie und Diabetes assoziiert ist. Es ist denkbar, daß bei normalgewichtigen Individuen im Übermaß aufgenommene Nahrungsenergie über eine Stimulation von UCP-2 die Wärmeentstehung induziert, bei Übergewichtigen hingegen die Stimulation ausbleibt und die exzessive Energie als Körperfett gespeichert wird. Es gibt zu dieser Hypothese jedoch noch keine Studiendaten.

5.1.6 Zusammenfassung: Genotyp – Umwelt – Phänotyp Adipositas

Unberücksichtigt einer möglichen therapeutischen Nutzung dieser neuen Erkenntnisse der Molekularbiologie weisen jedoch alle Befunde eindrucksvoll darauf hin, daß das Körpergewicht eines Lebewesens, möglicherweise aber auch sein Freß-/Eßverhalten stärker unter „genetisch-biologischer Kontrolle" steht, als dies bisher angenommen wurde (Abb. **9**). Dieser Aspekt muß auch für den therapeutischen Umgang mit adipösen Patienten an Bedeutung gewinnen, nachdem die Adipositastherapie viele Jahrzehnte ausschließlich auf die Wirkung und Nutzung von kognitiven

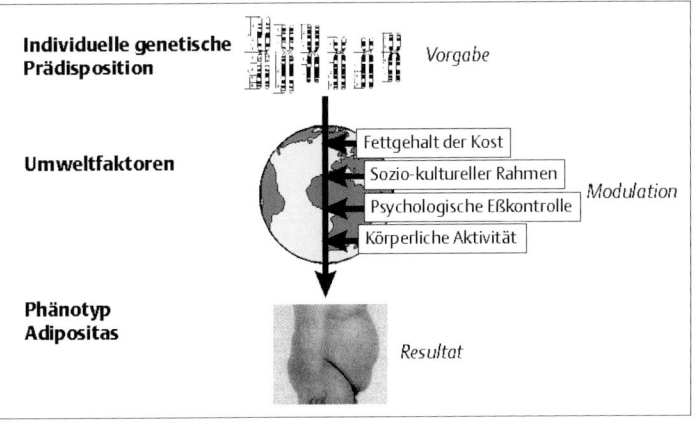

Abb. **9** Manifestation von Adipositas

Verhaltensstrategien gesetzt hat und die offenbar unvermeidbaren Mißerfolge dem Begriff der „Non-Compliance" zugeordnet hat (Pudel 1994).
Allerdings sollten die aufregenden Erkenntnisfortschritte der Molekularbiologie keinen therapeutischen Pessimismus oder Nihilismus auslösen,
in abwartender Resignation auf therapeutisch wirksame Substanzen zu
hoffen. Basierend auf dem (noch) unbeeinflußbaren Genotyp eines Menschen läßt sich das Körpergewicht über eine Modifikation der Umweltfaktoren dennoch beeinflussen. Das Prinzip der Energiebilanz gilt auch in Anbetracht der neuen Befunde, lediglich der Spielraum, der dem Individuum
gegeben ist, innerhalb dessen es durch Modifikation seiner Umweltfaktoren das Gewicht verändern kann, erscheint eingegrenzt (Abb. **10**). Durch
Modifikation der Umweltfaktoren kann ein höherer (z.B. durch Erhöhung
des Fettkonsums) oder niedrigerer (z.B. durch Verringerung des Fettkonsums) Gewichts-Sattelpunkt erreicht werden. Man kann allerdings noch
nicht annähernd genau vorhersagen, wieviel Kilogramm der sich einstel-
lende Gewichts-Sattelpunkt bei einer definierten Änderung der Umweltfaktoren betragen wird. Aus der Abbildung **10** wird ersichtlich, daß die
größten Erfolgsaussichten bei gleichzeitiger Veränderung aller vier rele-
vanten Umweltfaktoren bestehen: Verringerung der Fettaufnahme, ver-
ändertes Lebensmittelangebot (als Beispiel für sozio-kulturelle Faktoren),
flexible statt *rigide* Kontrolle des Verzehrs (psychologische Eßkontrolle)
und vermehrte körperliche Aktivität. Aktuelle therapeutische Strategien
basieren auf diesen Erkenntnissen.

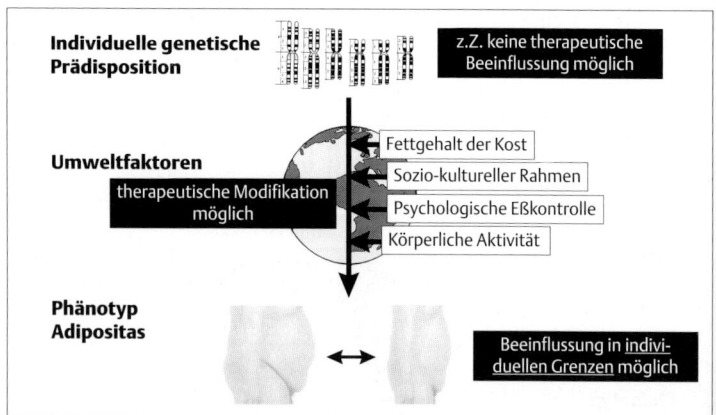

Abb. **10**   Therapeutische Beeinflussung von Adipositas

5.2 Positive Energiebilanz

Die Energiebilanz beschreibt auf der einen Seite die Zufuhr durch Essen und Trinken, auf der anderen Seite den Verbrauch des Organismus an Energie. Wenn sich Energiezufuhr und Energieverbrauch im Gleichgewicht befinden, besteht eine ausgeglichene Energiebilanz, die sich u. a. in einem stabilen Körpergewicht ausprägt. Allgemein gilt, daß bei negativer Energiebilanz (Verbrauch übersteigt Zufuhr) das Gewicht sinkt und bei positiver Energiebilanz ansteigt. Ein geringer Energieverbrauch durch wenig körperliche Aktivität wie eine hohe Energieaufnahme durch Nahrung begünstigen die Entstehung von Übergewicht. Letztendlich ist eine langfristige positive Energiebilanz die entscheidende energetische Größe, die gesetzmäßig eine Gewichtszunahme des Organismus bedingt.

Der lebende Organismus verbraucht auch Energie, wenn er sich in absoluter Ruhe, z. B. im Liegen, befindet. Dieser Energieverbrauch wird unter Standardbedingungen als *Grundumsatz*, unter Normalbedingungen als *Ruhe-Nüchtern-Umsatz* bezeichnet (im folgenden *Ruheumsatz*). Er beträgt bei Erwachsenen ungefähr 1 Kilokalorie (kcal) pro kg Körpergewicht und Stunde, liegt also bei einem 70 kg schweren Menschen etwa im Bereich von 1700 kcal. Nach neueren Messungen wurde festgestellt, daß der Ruheumsatz nicht maßgeblich vom Gesamtgewicht, sondern ausschlaggebend von der Magermasse (nicht aber von der Fettmasse) abhängt und auch durch Geschlecht, Alter, Gesundheitszustand usw. nur geringfügig modifiziert wird. Eine Erhöhung der Magermasse (Muskeln, innere Organe, Blut, Knochen) steigert den Ruheumsatz, ein Abbau von Magermasse reduziert ihn. Zwei vergleichbar schwere Menschen können demnach, wenn sie unterschiedliche Verteilungen von Fett- und Muskelmasse haben, einen unterschiedlich hohen Ruheumsatz haben (Swinburn & Ravussin 1993).

Der Ruheumsatz macht für viele Menschen den größten Teil des *Gesamtenergieverbrauchs* aus. Je nach Intensität der körperlichen Bewegung (Arbeitsbelastung) kommen etwa 40 % bis über 80 % des Ruheumsatzes als *Arbeitsumsatz* hinzu. Schließlich wird unmittelbar nach Nahrungsaufnahme Energie benötigt, um Verdauung und Aufnahme der Nährstoffe zu gewährleisten. Dieser *nahrungsinduzierte Energieverbrauch* (postprandiale Thermogenese) kann zusätzlich noch einmal ca. 10 % des Ruheumsatzes ausmachen. Jeglicher Energieverbrauch über 110 % des Ruheumsatzes wird als Arbeitsumsatz bezeichnet und ist durch die physische Aktivität determiniert (FAO/WHO/UNU 1985). Als Beispiel errechnet sich der Gesamtenergieverbrauch (=100 %) eines leicht arbeitenden Menschen aus der Addition von Ruheumsatz (ca. 60 %) plus nahrungsinduziertem Energieverbrauch (ca. 6 %) plus Arbeitsumsatz (ca. 34 %).

Als gültige Methoden zur Messung des Energieumsatzes gelten die direkte und indirekte Kalorimetrie. Bei der indirekten Kalorimetrie wird mit einer Atemmaske die Produktion von Kohlendioxid-Gas pro Zeiteinheit gemessen und über diesen Wert der Energieverbrauch hochgerechnet. Im Gegensatz dazu wird bei der direkten Kalorimetrie die tatsächliche Wärmeproduktion des Organismus in speziellen Kalorimeter-Kammern gemessen. Auch die nahrungsinduzierte Thermogenese läßt sich mit dieser Methode erfassen. Die indirekte wie direkte Kalorimetrie sind Methoden mit großem apparativen Aufwand. Mit ihnen läßt sich der Ruheumsatz relativ problemlos bestimmen. Der Arbeitsumsatz unter Alltagsbedingungen ist jedoch nicht zu bestimmen, da die Methoden an ein Stoffwechsellabor gebunden sind und der Meßvorgang selbst den Arbeitsumsatz beeinflußt. Unter experimentellen Laborbedingungen läßt sich der Arbeitsumsatz hingegen gut bestimmen. Der Gesamtenergieverbrauch über einen längeren Zeitraum kann auch mit Hilfe der *doubly labeled water*-Methode ($^2H_2^{18}O$) bestimmt werden. Bei dieser Methode wird aus der Differenz der Ausscheidungsraten des Deuterium-Isotops ^2H und des ^{18}O Sauerstoffisotops die CO_2-Bildung errechnet. Erläuterungen zu den einzelnen Meßmethoden finden sich bei Noack (1995) und Wirth (1997).

Ruheumsatz und nahrungsinduzierter Energieverbrauch sind wenig beeinflußbar und als konstitutionelle Größen biologisch vorgegeben bzw. reguliert. Den größten Spielraum in der Gesamtenergiebilanz bestimmt der Mensch selbst im Bereich des Arbeitsumsatzes, aber natürlich auch auf der Seite der Energieaufnahme. Die Energie-Verbrauchsdaten bei den verschiedenen körperlichen Aktivitäten erscheinen zunächst relativ gering. Wenn sportliche Betätigung aber zugleich zu einer Vermehrung der Muskelmasse führt, kann über diesen indirekten Weg auch der Ruheumsatz dauerhaft gesteigert werden.

Eine Studie von Leibel, Rosenbaum und Hirsch (1995) stellte fest, daß sowohl eine energetische Unter- als auch eine Überernährung bis auf 10 % unter bzw. über das gewohnte Körpergewicht zu Kompensationsmechanismen von bis zu 15 % beim Gesamtenergieverbrauch sowohl bei normal- als auch bei übergewichtigen Menschen führten. Das bedeutet, daß bei Überernährung der Arbeitsumsatz gesteigert und bei Unterernährung eingeschränkt wurde, um das Gewicht stabil zu halten. Besondere Aufmerksamkeit verdient also die Feststellung, daß die Ausgleichsmechanismen im Energieumsatz nicht Veränderungen des Ruheumsatzes, sondern vor allem die *Non-Resting-Metabolic-Rate* (Arbeitsumsatz, NRMR) betrafen, die in üblichen Studien mit der indirekten Kalorimetrie nicht zu entdecken waren. Durch diese Studie wird erneut darauf hingewiesen, daß mögliche Unterschiede im Energieverbrauch von Mensch zu Mensch maßgeblich im Arbeitsumsatz zu suchen sind. Der Arbeitsumsatz ist allerdings mit den heute zur Verfügung stehenden Methoden kaum direkt meßbar.

In der Praxis nützt die Betrachtung dieser rein energetischen Größen wenig. Entscheidend für die Genese von Übergewicht ist, warum es zu jener positiven Energiebilanz kommt. Anders ausgedrückt: Was bringt den Menschen dazu, soviel zu essen und zu trinken, daß eine positive Energiebilanz resultiert? Was motiviert ihn zudem, seine körperliche Aktivität einzuschränken? Die entscheidenden Determinanten einer positiven Energiebilanz sind auf der Verhaltens- und Bewegungsebene zu suchen.

5.3 Eßverhalten

Das Eßverhalten eines Menschen ist ein extrem stabiles und zeitlich überdauerndes Verhalten, das in einem viele Jahrzehnte andauernden Erfah-
rungs- und Lernprozeß etabliert und fortwährend stabilisiert wurde. Es ist
nur zu einem Teil bewußt (kognitiv) gesteuert. Eßverhalten läßt sich in
mehreren Dimensionen beschreiben: Es basiert auf einer individuellen
genetischen Vorgabe, wird beeinflußt durch kollektive sozio-kulturelle
Rahmenbedingungen, zahllose Konditionierungen und Habits, emotionale Komponenten, durch Rückwirkungen, die durch die Nährstoffaufnahme
selbst geschaffen werden, sowie schließlich auch durch primär kognitive
Prozesse wie Wissen, Information und Einstellungen (Abb. **11**).

Die Motive des individuellen Eßverhaltens eines Menschen und die
Auswahl von Lebensmitteln werden durch die einzelnen Dimensionen
unterschiedlich stark beeinflußt. Bei Übergewichtigen kommt es neben
einer genetischen Disposition auch zur Auswahl einer größeren Menge
energie- und fettreicher Speisen, die bei entsprechendem Bewegungs-
mangel nach dem Prinzip der Energiebilanz zu einer Gewichtszunahme
führen.

In der folgenden Aufstellung sind die ätiologischen Faktoren einzeln
dargestellt, die dem Eßverhalten direkt zugeordnet werden können. Die
Diskussion der genetischen Faktoren findet sich im Abschnitt *Genetische
Ursachen.*

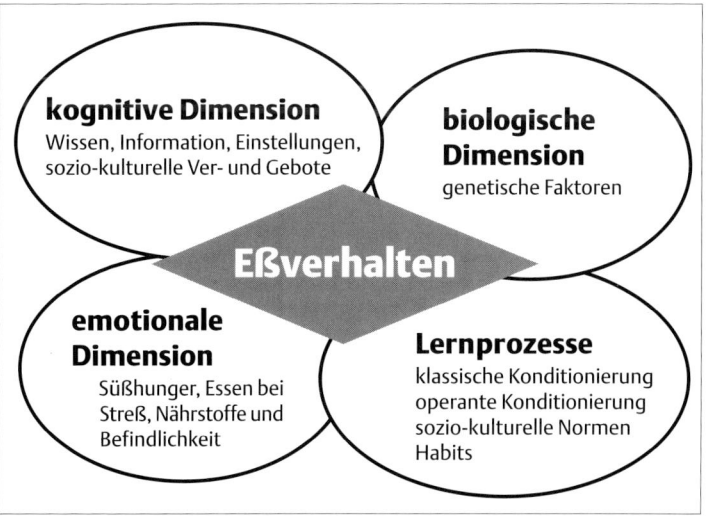

Abb. **11**   Dimensionen menschlichen Eßverhaltens

5.3.1 Nahrungsfett

Nahrungsfett ist neben zunehmender körperlicher Inaktivität die wichtigste Ursache bei der Entstehung von Übergewicht in westlichen Industrienationen (Prentice & Jebb 1995, Blundell & Halford 1995, Seidell 1995). Während der Lebensmittelkonsum der Kriegs- und Nachkriegsjahre überwiegend von Kohlenhydraten dominiert wurde, nahm der Fettkonsum zu Lasten der Kohlenhydrataufnahme rasch zu und stabilisierte sich seit der 60er Jahre bei etwas über 40% der Gesamtenergieaufnahme (Abb. **12**), wie durch die Daten der Deutschen Gesellschaft für Ernährung (1994) bestätigt wird. Die Konvergenz auf 40 Energieprozent Fett wurde auch in den anderen westlichen Industrienationen beobachtet. Die gültigen Ernährungsempfehlungen der Deutschen Gesellschaft für Ernährung (1995) wie auch des US-Department of Agriculture & US-Department of Health and Human Services (1995) empfehlen, nicht mehr als 30% der täglichen Energie in Form von Fett zu verzehren.

Abbildung **13** zeigt die wichtigsten Fettquellen der durchschnittlichen Kost in Deutschland anhand der Daten der Nationalen Verzehrs Studie, kurz NVS (Schriftenreihe zum Programm der Bundesregierung 1991). Allein versteckte Fette in Wurst- und Fleischwaren sowie Frischfleisch tragen mit 30% zur Fettaufnahme bei. Sichtbare Fette (Butter, Fette und Öle) haben einen zusätzlichen Anteil von 31%.

Die Abbildungen **14** und **15** verdeutlichen den epidemiologischen Zusammenhang zwischen dem relativen Fett- und Kohlenhydratgehalt der

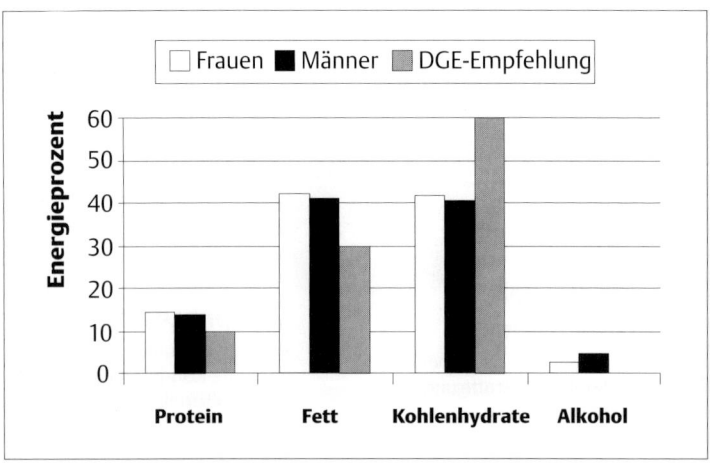

Abb. **12**   Makronährstoffverzehr in Deutschland (n. DGE 1994)

Kost und dem durchschnittlichen BMI (Pudel & Westenhöfer 1992). Die Verzehrs- und Gewichtsdaten von 200.000 Teilnehmern der Vier-Jahreszeiten-Kur der AOK, einem rechnergestützten Abnahmetraining im schriftlichen Dialog über ein Jahr, liegen dieser Auswertung zugrunde. Fett- und Kohlenhydrataufnahme wurde nach einem 7-Tage-Ernährungstagebuch berechnet. Nach dieser Erhebung tendiert der Fetteintrag in der Ernährung von adipösen Personen (untere Fettgrenze 46 Energieprozent) auf fast 50 % und weicht damit extrem weit von den Empfehlungen der Ernährungsgesellschaften ab.

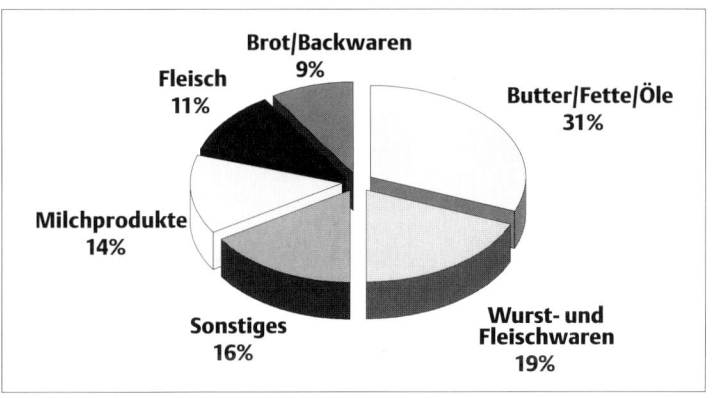

Abb. **13**   Fetteintrag durch bestimmte Lebensmittelgruppen (n. NVS 1991)

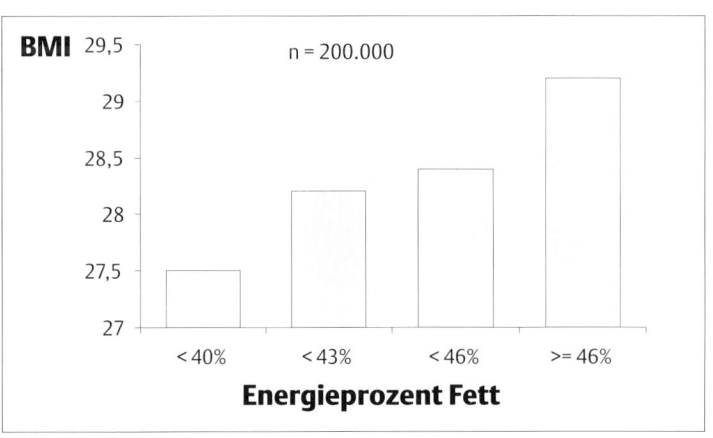

Abb. **14**   Fettverzehr und BMI (n. Pudel & Westenhöfer 1992)

Im Gegensatz zum Fett korreliert die Höhe des Verzehrs von Kohlenhydraten invers mit dem Körpergewicht (Pudel & Westenhöfer 1992), auch wenn ein größerer Teil davon in Form von *Zucker* aufgenommen wird (Bolton-Smith & Woodward 1994, Abb. **16**).

Der Wechsel zu einer Kost mit höherem Fettgehalt führt in Interventionsstudien zu einer Gewichtszunahme der Probanden, der Wechsel zu einem geringeren Fettgehalt führt trotz ad libitum Vorgabe zu einer Ge-

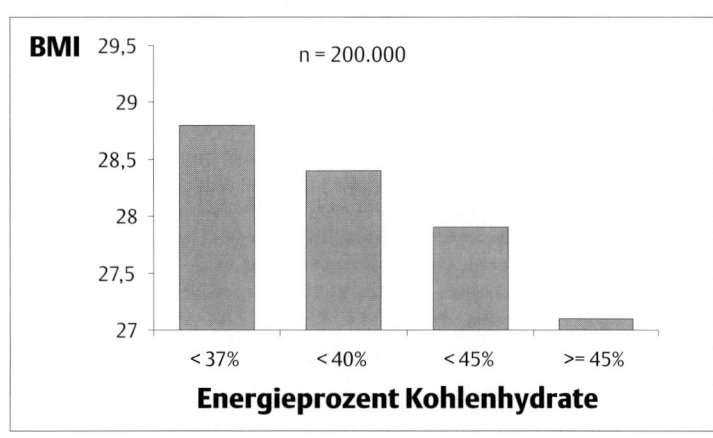

Abb. **15**   Kohlenhydratverzehr und BMI (n. Pudel & Westenhöfer 1992)

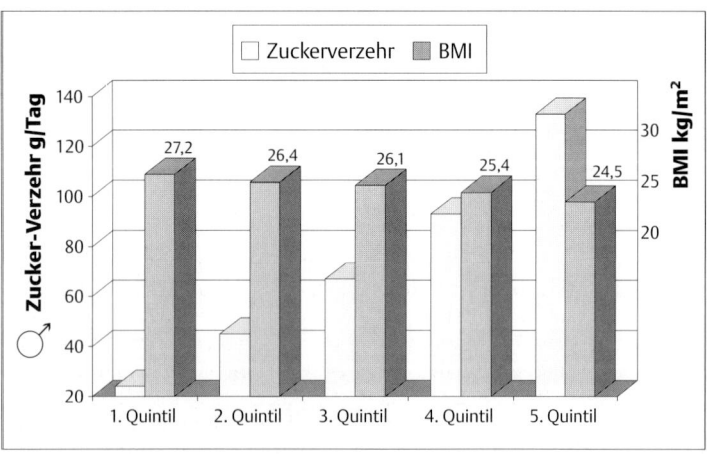

Abb. **16**   Zuckerverzehr und BMI (n. Bolton-Smith & Woodward 1994)

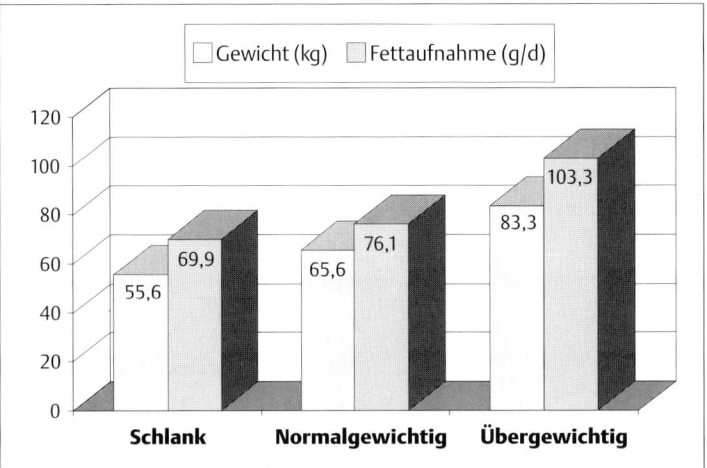

Abb. **17**   Körpergewicht und Fettaufnahme (n. Tucker & Kano 1992)

wichtsabnahme (Lissner et al. 1987). Übergewichtige tendieren dazu, Lebensmittel mit einem höheren Fettgehalt auszuwählen (Westerterp 1993). Tucker & Kano (1992) haben festgestellt, daß Übergewichtige – in absoluten Zahlen gemessen – pro Tag im Durchschnitt etwa 25 Gramm Nahrungsfett mehr konsumieren als normalgewichtige Vergleichspersonen (Abb. **17**). Diese 25-Gramm-Differenz erscheint zunächst wenig relevant, bekommt aber Bedeutung, wenn die Jahresbilanz betrachtet wird, in der sich mehr als 9 Kilogramm Nahrungsfett akkumulieren.

Die Ursache der Fettpräferenz ist noch unklar. Neben sensorischen werden auch genetische, sozio-kulturelle und ökonomische Ursachen diskutiert (Mela 1995, Pudel & Ellrott 1995).

5.3.2   Soziokulturelle Faktoren

Der Übergang von der kohlenhydratbetonten zur fettreichen Ernährung in den Nachkriegsjahren läßt sich auch dadurch beschreiben, daß die Menschen bevorzugt solche Lebensmittel auswählten, die zuvor knapp, dann aber plötzlich zur Verfügung standen. Die Kartoffel war verfügbar und besaß somit nicht das Image des Besonderen, während die „gute Butter" ihr Adjektiv durch Verknappung erhielt. Der Umschwung seinerzeit läßt sich also auch dadurch charakterisieren, daß die gewohnte und gewöhnliche Kost durch die neue, besondere Kost ersetzt wurde. Es haben also nicht Millionen von Verbrauchern damals individuell entschieden, den Kartoffelverzehr zu reduzieren, sondern sie haben sich von dem allgemeinen Motiv leiten lassen, etwas Besonderes mit neuem Geschmacksanreiz zu wählen. Zudem litten viele damals gewöhnlichen Produkte unter einem ungünstigen Image („Kartoffel ist Dickmacher"), das ihnen bis heute noch anhängt, während die damals verknappten Lebensmittel positiv bewertet wurden („Fleisch ist Lebenskraft"), was ebenfalls bis in die jüngste Zeit – bevor die BSE-Problematik auftauchte – persistierte.

Die individuellen Ernährungsentscheidungen des Menschen sind also durch die kollektiven Rahmenbedingungen der vorherrschenden Eßkultur und durch die Lebensmittel des Marktes und ihrer Images eingeschränkt. Der hohe Fettverzehr als Ursache von Übergewicht ist somit auch eine Folge des vermehrten Angebotes fettreicher Lebensmittel und des niedrigen Preises für Nahrungsfett (Pudel & Ellrott 1995).

Die Konvergenz auf 40 Energieprozent Fett als Durchschnittswert in der Bevölkerung reflektiert eher den Fettgehalt des deutschen Lebensmittelangebotes und die Rezeptur traditioneller Gerichte, als eine millionenfach kumulierte bewußte Entscheidung von Individuen. Für die Therapie entscheidend ist somit die Frage, in welchem Umfang das „falsche Eßverhalten" im Sinne einer sicherlich falsch gestellten „Schuldfrage" der Verantwortung des Patienten zugeordnet werden sollte. Der Veränderung des Lebensmittelangebotes kommt daher für die Prävention der Adipositas eine möglicherweise größere Bedeutung zu als der Beeinflußbarkeit von individuellen Entscheidungen (Pudel & Ellrott 1995).

5.3.3 Gezügeltes Eßverhalten

1975 wurde von Herman & Mack erstmals das gezügelte Eßverhalten (*restrained eating*) beschrieben. Als gezügeltes Eßverhalten bezeichnet man die andauernde willentliche (kognitive) Einschränkung der Nahrungsaufnahme entgegen physiologischer Hunger- und psychologischer Appetenzsignale mit dem Ziel der Gewichtsabnahme oder Gewichtskonstanz. Das Schlankheitsideal in Westeuropa ist die entscheidende Ursache für gezügeltes Eßverhalten.

Ungezügeltes Essen hingegen erfolgt nicht mit willentlicher kognitiver Einschränkung der Nahrungsaufnahme. Dieses Eßverhalten wird meist durch innere (primär unbewußte) Signale von Hunger und Sättigung reguliert. Ungezügelte Esser essen ohne eine Vormahlzeit (Preload) soviel, bis sie satt sind. Mit Preload, beispielsweise einem Milchshake, ist schon eine teilweise Sättigung erreicht, so daß konsekutiv weniger verzehrt wird, bis der Zustand der Sättigung erreicht ist (Abb. **18**).

Gezügeltes Eßverhalten hingegen ist stark kognitiv übersteuert und interne Signale von Hunger und Sättigung spielen für das Eßverhalten nur noch eine untergeordnete Rolle. Dieses Eßverhalten ist zumeist durch starre interne Diätgrenzen charakterisiert, die sich ein Mensch setzt, um

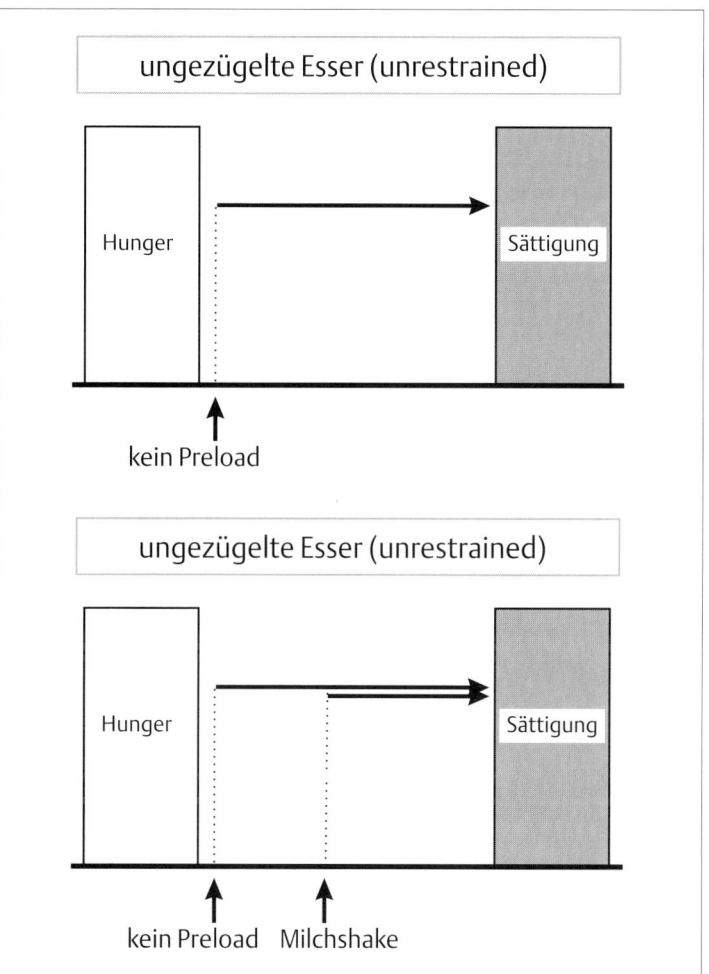

Abb. **18** Ungezügeltes Eßverhalten

die Kalorienaufnahme zu beschränken. Solche Diätgrenzen beinhalten häufig absolute Gebote oder Verbote.

Abbildung **19** zeigt das Resultat eines Eiscreme-Experiments. Die Teilnehmer hatten die Aufgabe, Eiscreme zu verkosten und Geschmacksratings abzugeben. Die Versuchsleiter registrierten jedoch nicht die abgegebenen Geschmacksratings, sondern die beim Geschmackstest verzehrte

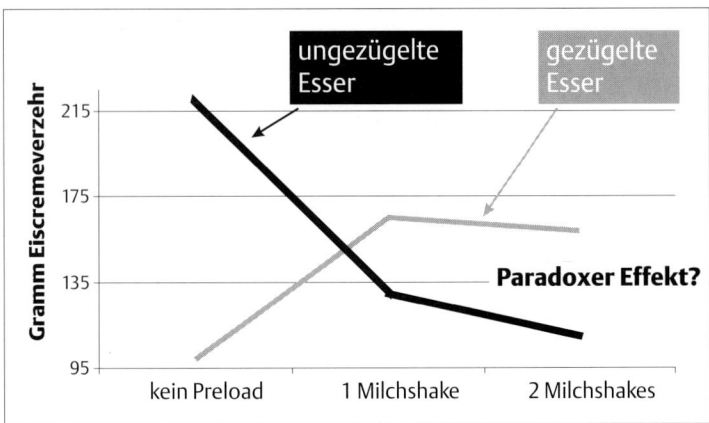

Abb. **19** Nahrungsaufnahme ohne und mit Preload im Eiscreme-Experiment

Menge an Eiscreme. Ohne einen Preload (hier ein Milchshake) verzehrten die ungezügelten Esser eine deutlich größere Menge als die gezügelten. Diese Situation verkehrte sich nach einem oder zwei Milchshakes ins Gegenteil. Während ungezügelte Esser nur noch wenig Eis verzehrten, weil sie bereits durch die Milchshakes gesättigt waren, verzehrten gezügelte Esser nach einem Preload sogar deutlich mehr Eiscreme als ohne.

Dieser Befund erscheint paradox, war doch das eigentliche Ziel der gezügelten Esser die willentliche Einschränkung der Nahrungsaufnahme mit dem Ziel einer Gewichtskontrolle. Kommt es durch externe Störung (hier die Milchshakes) zu einer Überschreitung der internen Diätgrenze, setzt schlagartig ein Zusammenbruch der kognitiven Kontrolle ein (*disinhibition of control*). Mit dem Zusammenbruch der Kontrolle wird unkontrolliert deutlich mehr verzehrt, weil eine „innere Schranke gefallen ist". Diese Ausprägung des gezügelten Eßverhaltens wird als *rigide* Kontrolle bezeichnet (Westenhöfer 1992, Pudel & Westenhöfer 1997).

Rigide Kontrollmechanismen der Nahrungsaufnahme („Von jetzt an esse ich *nie* wieder Schokolade", „Ich esse *ausschließlich*, was mein Diätplan vorgibt", „Ich meide *alle* cholesterinreichen Lebensmittel") unterliegen einem ausgeprägten dichotomen Alles- oder Nichts-Prinzip und sind im Umfeld des allgegenwärtigen Nahrungsangebotes zum Scheitern verurteilt. Diätetisch völlig unbedeutende Ereignisse (Verzehr eines Bonbons oder eines Milchshakes, Alkohol oder Streß) können das gesamte psychologische Kontrollsystem außer Kraft setzen, was als Gegenregulation (*Counterregulation*) bezeichnet wird. Der Patient gibt seine *rigide* Verzehrskontrolle bei einer geringfügigen Überschreitung des absoluten Diätvorsatzes über die verbreitete Denkschablone „Nun ist es auch egal!" schlagartig zugunsten einer zügellosen Nahrungsaufnahme auf (Abb. 20). In der Summe wird meist deutlich mehr verzehrt, als von ungezügelten Essern.

Rigide Kontrolle begünstigt über die zyklische Alternation von Phasen strenger Diätvorschriften mit Phasen zügellosen Essens die Entstehung von Übergewicht und kann in Einzelfällen die Manifestation von Eßstörungen bahnen.

Die ungünstige und destabilisierende Wirkung der *rigiden* Kontrollstrategien beruht darauf, daß diese kognitiven Vorsätze die Umwelt, z.B. das Angebot im Supermarkt, nicht verändern können, sondern lediglich das vorhandene Angebot dichotom nach Verboten und Geboten filtern. Diese Filterung aber erreicht nach den Prinzipien der „sozial induzierten Wahrnehmung", daß gerade die mit einem Verbot belegten Produkte und Speisen eine gesteigerte Apperzeption erfahren und wegen ihrer ubiquitären Verfügbarkeit im Überfluß permanent zur Gegenregulation auffordern. Ein Verhaltensmanagement des Überflusses kann durch kognitive Ausblendung eines Teil des Überflusses nicht geleistet werden, weil der Vorsatz zur Ausblendung psychologisch eine erhöhte Valenz (bei Speisen: sensorische Attraktivität) der vom Vorsatz betroffenen Produkte und Speisen zur Folge hat.

Dem gegenüber steht die *flexible* Kontrolle, bei der die entsprechenden Einstellungen und Verhaltensweisen nicht als zeitlich begrenzte Diätvorschriften, sondern als zeitlich überdauernde Langzeitstrategien verstanden werden. Auch bei dieser Strategie steht die Beschränkung der täglichen Nahrungsaufnahme und der Verzehr möglichst fettarmer (energiearmer) Lebensmittel im Vordergrund. Jedoch kann bei *flexibler* Kontrolle die Vielfalt der Lebensmittel genossen werden. Zeitweise ist eine Abweichung von der generellen Strategie möglich: „In der nächsten Woche esse ich nur noch insgesamt drei Tafeln Schokolade, egal ob 1 – 2 Riegel täglich. An manchen Tagen kann ich gar nichts und bei Feiern oder beim Familientreffen auch mal eine ganze Tafel essen!". Bei *flexibler* Kontrolle gibt es Verhaltensspielräume mit der Möglichkeit zur Kompensation. Diese Verhaltensspielräume zu Korrektur sind größer und zeitlich weiter gefaßt. Der Aspekt der Flexibilität bezieht sich sowohl auf die Auswahl der zu verzehrenden Speisen wie auch auf deren Menge. Operational könnte die *flexible* Kontrolle auch als eine Verhaltensstrategie definiert werden, bei der die Wahrscheinlichkeit für das Eintreten der Gegenregulation (Zusammenbruch der Verhaltenskontrolle) geringer ist.

Anhand der Daten aus der Vier-Jahreszeiten-Kur der AOK konnten Pudel & Westenhöfer (1992) zeigen, daß eine *rigide* Verzehrskontrolle mit einem höheren BMI einhergeht als *flexible* Verhaltenskontrolle (Abb. 21). *Rigide* Kontrolle des Verzehrs prädisponiert für Adipositas, weil es über wiederholte Gegenregulation zu einer erhöhten Nahrungsaufnahme kommt.

Gezügeltes Eßverhalten und *rigide/flexible* Kontrolle sowie das Ausmaß von Störbarkeit und Hungergefühlen können mit dem Fragebogen zum Eßverhalten erfaßt werden (Pudel & Westenhöfer 1989).

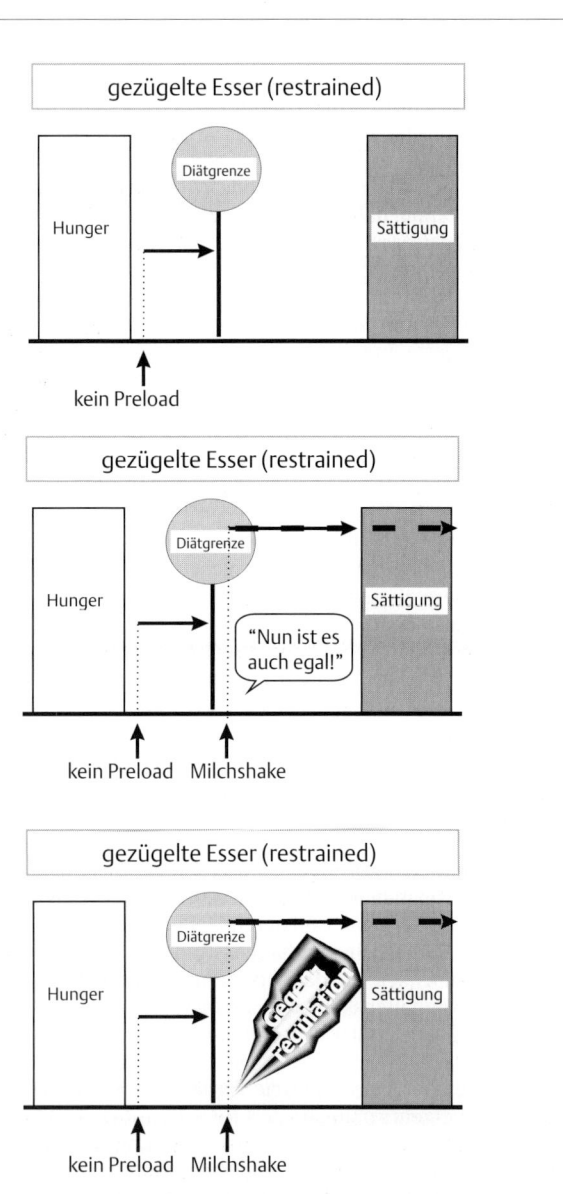

Abb. **20** *Rigide* Kontrolle bei gezügeltem Eßverhalten

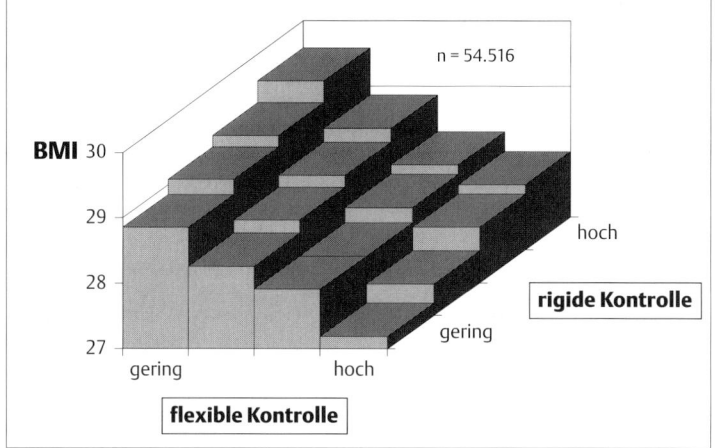

Abb. **21**   Vier-Jahreszeiten-Kur: BMI in Abhängigkeit von *rigider* und *flexibler* Kontrolle (n. Pudel & Westenhöfer 1992)

5.3.4   Binge Eating Disorder – Eßanfälle

Binge Eating Disorder (BED) hat erst kürzlich Eingang als eine Eßstörung in das internationale diagnostische Manual gefunden (American Psychiatric Association 1994). Binge Eating Disorder beschreibt eine Form von Eßanfällen, die der Bulimia nervosa ähnlich ist, jedoch ohne regelmäßiges Kompensationsverhalten in Form von Erbrechen. Strenggenommen ist BED keine grundsätzlich andere diagnostische Entität als das rigide gezügelte Essen. Der ausgeprägte anfallsartige Charakter läßt jedoch eine Abgrenzung als Extremform zu. Tabelle **5** erläutert die diagnostischen Kriterien.

Binge Eating Disorder läßt sich nicht immer eindeutig gegenüber der Bulimie abgrenzen. Das Modell (Abb. **22**) erläutert die möglichen Beziehungen zwischen den einzelnen Eßstörungen.

Binge Eating Disorder (BED) findet sich häufiger bei adipösen Patienten (Telch et al. 1988), da nach der anfallsartigen Aufnahme großer Mengen hochkalorischer Lebensmittel kein drastisches Kompensationsverhalten wie bei der Bulimie stattfindet. Bei übergewichtigen Frauen mit BED findet man gehäuft eine gestörte Körperwahrnehmung, stärkere depressive Symptomatik und ein höheres Maß an Psychopathologie allgemein als bei Übergewichtigen ohne BED (Mussell et al. 1996). Krüger et al. (1996) konstatieren eine Assoziation von BED mit bipolaren affektiven Psychosen.

Tab. **5**   Diagnostische Kriterien einer Binge Eating Disorder (DSM-IV)

Regelmäßige Eßfälle. Ein Eßfall ist durch folgende 2 Merkmale gekennzeichnet:
- In einem abgegrenzten Zeitraum wird eine Nahrungsmenge gegessen, die deutlich größer ist als die Menge, die die meisten anderen Leute im selben Zeitraum unter gleichen Umständen essen würden.
- Kontrollverlust über das Essen (z. B. das Gefühl, nicht mit dem Essen aufhören zu können, oder nicht im Griff zu haben, welche Mengen verspeist werden)

Die Eßfälle sind mit drei oder mehr der folgenden Merkmale assoziiert:
- Es wird wesentlich schneller gegessen als normal
- Es wird gegessen, bis man sich unangenehm voll fühlt
- Es werden große Mengen gegessen, obwohl man sich nicht körperlich hungrig fühlt
- Es wird allein gegessen, weil einem peinlich ist, wieviel man ißt
- Man fühlt sich von sich selbst angeekelt, depressiv oder sehr schuldig nach dem Überessen

Es besteht hinsichtlich der Eßfälle merkliche Verzweiflung

Die Eßfälle treten im Durchschnitt an mindestens 2 Tagen pro Woche über 6 Monate auf (im Unterschied zur Bulimie!)

Die Eßfälle sind *nicht* mit der regelmäßigen Anwendung unangemessenen Kompensationsverhaltens verbunden und treten nicht im Zusammenhang mit Anorexia nervosa oder Bulimia nervosa auf

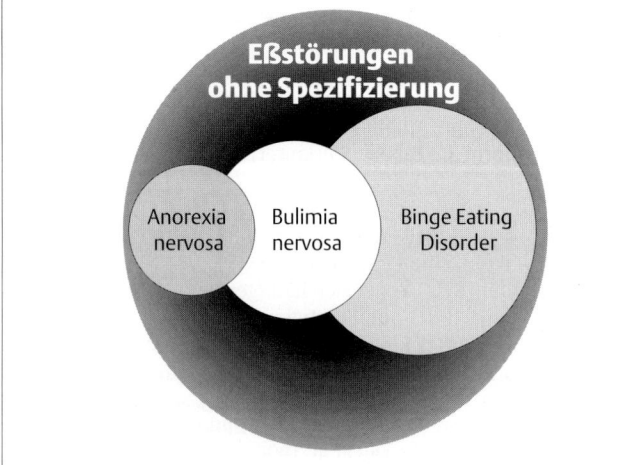

Abb. **22**   Beziehungen zwischen den einzelnen Eßstörungen

5.3.5 Erfassung des Eßverhaltens

Es gibt mehrere Methoden zur Erfassung des Eßverhaltens. Die einfachste Methode ist das freie Protokoll: Der Patient notiert alles, was er ißt und trinkt, sofort mit Angabe der Verzehrsmenge frei auf Papier. Der günstigste Beobachtungszeitraum scheint eine Woche zu sein, wiederholt sich doch der Speiseplan der Deutschen im Durchschnitt im Wochenrhythmus. Der große Nachteil des freien Protokolls ist die langwierige Auswertung. Selbst mit Unterstützung eines Personal Computers und entsprechender Software dauert die Auswertung durch eine geübte Fachkraft mehr als 60 Minuten.

Ein standardisiertes Ernährungsprotokoll ist eine Aufstellung von mehr als 100 der meistverzehrten Lebensmittel in üblichen Portionsgrößen. Die Patienten führen diese Protokolle am günstigsten auch über 7 Tage. Beim standardisierten Protokoll muß für ein verzehrtes Lebensmittel nur ein Strich in der entsprechenden Zeile des Protokolls gemacht werden (Abb. 23). Es wird für die Patienten schwierig, wenn sich für ein verzehrtes Lebensmittel kein passendes Pendant in der Liste findet. Für diese Fälle gibt es Hilfe in der Bedienungsanleitung für standardisierte Protokolle. Der entscheidende Vorteil des standardisierten Protokolls ist, neben der einfachen Durchführbarkeit, in der raschen Auswertung zu sehen. Eine geübte Fachkraft benötigt mit PC und entsprechender Software nur ca. 5 Minuten.

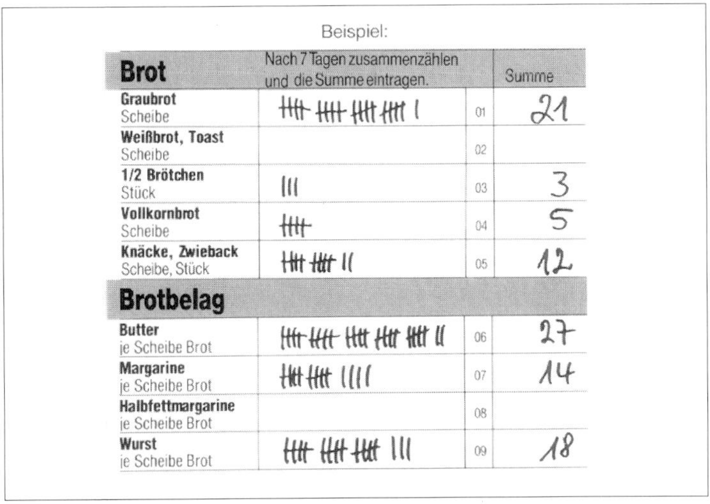

Beispiel:

Brot	Nach 7 Tagen zusammenzählen und die Summe eintragen.		Summe
Graubrot Scheibe	₳₳₳ ₳₳₳ ₳₳₳ ₳₳₳ I	01	21
Weißbrot, Toast Scheibe		02	
1/2 Brötchen Stück	III	03	3
Vollkornbrot Scheibe	₳₳₳	04	5
Knäcke, Zwieback Scheibe, Stück	₳₳₳ ₳₳₳ II	05	12
Brotbelag			
Butter je Scheibe Brot	₳₳₳ ₳₳₳ ₳₳₳ ₳₳₳ ₳₳₳ II	06	27
Margarine je Scheibe Brot	₳₳₳ ₳₳₳ IIII	07	14
Halbfettmargarine je Scheibe Brot		08	
Wurst je Scheibe Brot	₳₳₳ ₳₳₳ ₳₳₳ III	09	18

Abb. **23** Standardisiertes Ernährungstagebuch (Ausschnitt)

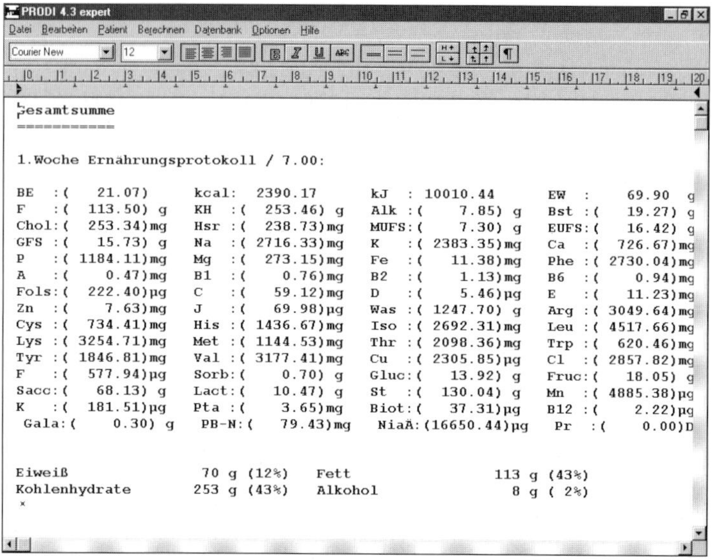
PRODI 4.3 expert

Datei Bearbeiten Patient Berechnen Datenbank Optionen Hilfe

Gesamtsumme
===========

1.Woche Ernährungsprotokoll / 7.00:

BE :(21.07)	kcal: 2390.17	kJ : 10010.44	EW : 69.90 g
F :(113.50) g	KH :(253.46) g	Alk :(7.85) g	Bst :(19.27) g
Chol:(253.34)mg	Hsr :(238.73)mg	MUFS:(7.30) g	EUFS:(16.42) g
GFS :(15.73) g	Na :(2716.33)mg	K :(2383.35)mg	Ca :(726.67)mg
P :(1184.11)mg	Mg :(273.15)mg	Fe :(11.38)mg	Phe :(2730.04)mg
A :(0.47)mg	B1 :(0.76)mg	B2 :(1.13)mg	B6 :(0.94)mg
Fols:(222.40)µg	C :(59.12)mg	D :(5.46)µg	E :(11.23)mg
Zn :(7.63)mg	J :(69.98)µg	Was :(1247.70) g	Arg :(3049.64)mg
Cys :(734.41)mg	His :(1436.67)mg	Iso :(2692.31)mg	Leu :(4517.66)mg
Lys :(3254.71)mg	Met :(1144.53)mg	Thr :(2098.36)mg	Trp :(620.46)mg
Tyr :(1846.81)mg	Val :(3177.41)mg	Cu :(2305.85)µg	Cl :(2857.82)mg
F :(577.94)µg	Sorb:(0.70) g	Gluc:(13.92) g	Fruc:(18.05) g
Sacc:(68.13) g	Lact:(10.47) g	St :(130.04) g	Mn :(4885.38)µg
K :(181.51)µg	Pta :(3.65)mg	Biot:(37.31)µg	B12 :(2.22)µg
Gala:(0.30) g	PB-N:(79.43)mg	NiaÄ:(16650.44)µg	Pr :(0.00)D

Eiweiß	70 g (12%)	Fett	113 g (43%)
Kohlenhydrate	253 g (43%)	Alkohol	8 g (2%)

Abb. **24** EDV-gestützte Berechnung des Nährstoffverzehrs

Der Computer errechnet anhand von Lebensmitteldatenbanken die tägliche Aufnahme an Energie, Eiweiß, Fett und Kohlenhydraten (Makronährstoffe). Die meisten Programme liefern auch Daten für alle Mikronährstoffe (z.B. Cholesterin, Purine, Calcium). Die anhand eines 7-Tage-Protokolls errechnete Nährstoffaufnahme zeigt Abb. **24** am Beispiel des Computerprogramms Prodi 4.3. Die errechnete Energieaufnahme und der relative Verzehr der Makronährstoffe stellen die Grundlage für angepaßte Schritte in der Ernährungsberatung dar.

Es ist jedoch wenig hilfreich, Patienten *zielbezogene* Empfehlungen auf Nährstoffebene zu geben („Essen Sie nur noch 30 Energieprozent Fett"). Solche Anweisungen haben keinen direkten Handlungsbezug, verunsichern den Patienten und führen mit großer Wahrscheinlichkeit zu keinem Erfolg (siehe auch *Praxisteil*). Entscheidend für die Praxis sind *handlungsbezogene* Tips und Empfehlungen („Probieren Sie doch mal Wurstsorten mit weniger Fett und fettarme Milch statt Vollmilch"). Es gibt bislang keine EDV-Programme, die ihre Daten auch in Form von Lebensmitteln ausgeben. Wünschenswert wäre insbesondere eine hierarchische Auflistung der Lebensmittel, die maßgeblich für die Fettaufnahme verantwortlich sind. Die Übersetzung der aus 7-Tage-Protokollen berechneten Nährstoffdaten in konkrete Handlungsanweisungen für die Praxis ist die Aufgabe einer erfahrenen Ernährungsfachkraft.

Die Erfassung des Verzehrs mit Ernährungstagebüchern und anderen Intrumenten ist jedoch mit größeren methodischen Problemen behaftet. Insbesondere bei Übergewichtigen kommt es mit diesen Methoden durchschnittlich zu einer deutlichen Unterschätzung des realen Verzehrs um ca. 30 % (Heitmann & Lissner 1995, Pudel & Ellrott 1996). Von den Patienten werden insbesondere fetthaltige Lebensmittel, wahrscheinlich meist zwischendurch verzehrte Snacks, vergessen. Dennoch können Ernährungsprotokolle wichtige Hinweise auf Nahrungspräferenzen liefern und sollten zum Standardrepertoire der Adipositasdiagnostik gehören. Sie eignen sich, wenn sie wiederholt eingesetzt werden, auch zur Kontrolle des Therapieerfolgs.

Lebensmittel-Häufigkeits-Listen (Food-Frequency-Lists) sind eine Möglichkeit der retrospektiven Ernährungsanamnese. Die Patienten müssen erinnern, wieviel Portionen bestimmter Lebensmittel sie im Durchschnitt über eine Woche oder einen Monat verzehrt haben. Die Daten aus Food Frequency Listen eignen sich eher für qualitative denn für quantitative Abschätzungen des Verzehrs.

Zusätzlich zu den erwähnten Instrumenten runden Fragebögen zum Ernährungswissen und Lebensmittel-Präferenzlisten das Repertoire der Methoden zur Ernährungsanamnese ab. Sie können schnell an Ort und Stelle erhoben werden. Verglichen mit den prospektiven Methoden ist ihre Aussagekraft und Auswirkung auf das therapeutische Vorgehen hingegen geringer.

5.4 Körperliche Aktivität

Prentice und Jebb (1995) konstatieren für Großbritannien trotz einer geringfügigen Abnahme der durchschnittlichen Energieaufnahme eine weiter zunehmende Prävalenz von Übergewicht. Die Autoren vermuten, daß das Ausmaß der physischen Aktivität im gleichen Zeitraum stärker zurückgegangen sein muß, als die Energieaufnahme. Die stark zurückgehende körperliche Arbeit im Beruf wird im Mittel nicht durch eine entsprechende Zunahme der Freizeitaktivität ausgeglichen. Die resultierende, relativ positive Energiebilanz ist Ursache der Prävalenzerhöhung.

Die Hypothese, die weitere Zunahme von Übergewicht in westlichen Industrienationen habe ihre Ursache im Rückgang der physischen Aktivität, kann nur durch wenige kontrollierte Studiendaten untermauert werden. Schulz & Schoeller (1994) haben die Daten von 22 Untersuchungen zum Zusammenhang von Energieverbrauch und Körpergewicht auf Basis der *doubly labeled water* Methode (siehe auch *Positive Energiebilanz*) ausgewertet. Sie konnten zeigen, daß der tägliche Gesamtenergieverbrauch (Ruhe- und Arbeitsumsatz) erheblich zwischen gesunden Individuen unter Alltagsbedingungen variiert. Eine eindeutige negative Korrelation gab es zwischen Körperfettanteil und Arbeitsumsatz: Je höher der Arbeitsumsatz, desto niedriger der Körperfettanteil (Abb. **25**).

Diese Studie verdeutlicht den permissiven Einfluß von niedriger körperlicher Aktivität (= geringer Arbeitsumsatz) auf die Enstehung von Übergewicht. Man geht heute davon aus, daß Bewegung über einen neuroendokrinen Einfluß auf Corticotropin Releasing Hormone (CRH) und Neuropeptid Y auf die Energiebilanz einwirkt (Richard 1995).

Körperliche Aktivität beeinflußt auch die Nahrungsaufnahme. King et al. (1994) konnten zeigen, daß der Hunger während und nach intensiver körperlicher Belastung signifikant supprimiert war. Diese Suppression war jedoch nur von kurzer Dauer. Die Autoren resümieren, daß die bewegungsinduzierte Anorexie am ehesten durch eine Verzögerung des Verzehrsbeginns als durch Rückgang der Verzehrsmenge zu beschreiben ist. Sportler tendieren dazu, mehr Kohlenhydrate zu verzehren als Nichtsportler. Es ist allerdings nicht aufzuschlüsseln, ob die Information über richtige Sporternährung oder physiologische Aspekte den höheren Kohlenhydratverzehr bedingen.

Im Bericht über physische Aktivität und Gesundheit kommt das amerikanische Gesundheitsministerium zu dem Schluß, körperliches Training beeinflußt das Körpergewicht und Adipositas auf drei Ebenen (U.S. Department of Health and Human Services 1996): 1) Körperliche Aktivität beeinflußt Gewicht und Körperzusammensetzung günstig, indem sie die Abnahme von Körperfett fördert und die Magermasse stabilisiert oder vergrößert; 2) Die Geschwindigkeit der Gewichtsabnahme wird (dosisabhängig) von der Häufigkeit und Dauer der körperlichen Aktivität determiniert, wie auch von deren Fortführung über Monate und Jahre; 3) Wenn

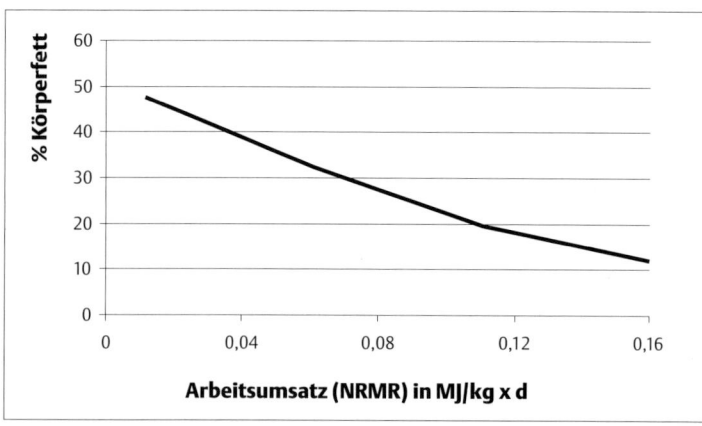

Abb. **25**   Körperfett und Arbeitsumsatz (kum. n. Schulz & Schoeller 1994)

auch die Gewichtsabnahme durch eine Steigerung der körperlichen Aktivität ohne gleichzeitige diätetische Maßnahmen relativ langsam ist, so erscheint die Verknüpfung von Aktivitätssteigerung mit diätetischen Maßnahmen auf die langfristige Gewichtsregulation effektiver zu sein, als diätetische Maßnahmen allein. Unabhängig von ihrem Effekt auf das Ausmaß des Übergewichts hat körperliche Aktivität einen günstigen Einfluß auf die Fettverteilung. Es gibt eine inverse Assoziation zwischen dem Energieverbrauch durch körperliche Aktivität und mehreren Indikatoren einer zentralen (androiden) Fettverteilung, wie dem Taille/Hüft-Quotient (U.S. Department of Health and Human Services 1996).

Bei allen übergewichtigen Patienten ist neben einem Ernährungstagebuch auch ein Aktivitätsprotokoll oder eine entsprechende Anamnese zur Erfassung der körperlichen Aktivität zu Therapiebeginn sinnvoll, um die Möglichkeiten einer Aktivitätssteigerung abschätzen zu können.

6. Therapeutische Interventionen

6.1 Übersicht

Die Deutsche Adipositas Gesellschaft (Wechsler et al. 1996) gibt in Ihren Empfehlungen eine Übersicht über die zur Zeit zur Verfügung stehenden therapeutischen Optionen (Tab. 6). Nur in wenigen Fällen kommt eine Therapieform singulär zum Einsatz. Durch Kombination der einzelnen Therapieformen läßt sich der Therapieerfolg optimieren (siehe auch *Kombinationstherapie*). Entscheidend ist es, den individuellen Patienten der für ihn bestmöglichen Therapie zuzuweisen (Committee to Develop Criteria for Evaluating the Outcomes of Approaches to Prevent and Treat Obesity 1995).

6.2 Reduktionsdiäten & Formula-Diäten

Die Deutsche Adipositas Gesellschaft (Wechsler et al. 1996) nennt in ihren aktuellen Empfehlungen (siehe Tab. 6) als diätetische Behandlungsmöglichkeiten die *energiereduzierte Mischkost* (1000 – 1500 kcal/d), die *niedrig*

Tab. **6**   Therapieformen nach Deutsche Adipositas Gesellschaft 1996

- Diätetische Maßnahmen (energiereduzierte Mischkost (1000 – 1500 kcal/d), niedrig kalorische Kostformen (LCD, 700 – 1000 kcal/d) und extrem niedrig kalorische Kostformen (VLCD, 450 – 700 kcal/d))
- Verhaltens- und Psychotherapie (Motivationssteigerung, Mißerfolgsprophylaxe, Dosierung der Therapieziele, *flexible* Verhaltensvorgaben, kohlenhydratreiche Kost zur Vermeidung von Hungergefühlen)
- Bewegungstherapie (Ausdauer- und Kraftsport, Sportarten mit Einsatz großer Muskelgruppen und Gelenkschonung, Complianceverbesserung durch Sport in Gruppen
- Medikamente (zentrale Serotonin-Liberatoren und -Reuptake-Hemmer, zeitlich begrenzt)
- Konservative interventionelle Therapie (Magenimplantate, nur in speziellen Zentren)
- Chirurgische interventionelle Therapie (vertikale Gastroplastik nach *Mason*. Silikon-Band-Magenplastik nach *Kuzmak*)

kalorische Kost (LCD, 700 – 1000 kcal/d) und die *extrem niedrig kalorische Kost* (VLCD, 450 – 700 kcal/d).

6.2.1 Formula-Diäten

LCD und VLCD werden meist mit Formula-Diäten (nach einer ernährungsphysiologischen Formel komponierte Nahrungssubstrate auf der Basis von Milchprotein) durchgeführt, die nach 14a der Diätverordnung zusammengesetzt sind. Dieser Paragraph der Diätverordnung regelt den Gehalt an Eiweiß, Kohlenhydraten, essentiellen Fettsäuren, Mineralstoffen, Spurenelementen und Vitaminen. Eine dem Paragraph 14a entsprechende EG-Richtlinie (96/8/EG) für extrem niedrig kalorische Kost ist bereits verabschiedet. In dieser Richtlinie werden – über die Anforderungen des Paragraphen 14a hinaus – auch Mindestgehalte der Formula-Nahrung für die Nährstoffe Niacin, Folat, Vitamin B_{12}, Biotin, Pantothensäure, Phosphor, Kalium, Zink, Kupfer, Jod, Selen, Natrium, Magnesium und Mangan vorgeschrieben (Großklaus 1997).

Die Einnahme einer Formula-Diät geschieht meist in Form von fünf Milchshakes am Tag. Es gibt Formula-Diäten auch als Suppen und Riegel. Formula-Diäten sind weitgehend Makro- und Mikronährstoff-optimiert und stellen im Gegensatz zur Nulldiät (totales Fasten) in den meisten Fällen kein gesundheitliches Risiko dar. Durch die Zufuhr hochwertigen Proteins und einer geringen Menge Kohlenhydrate wird die Ketogenese eingeschränkt und der Verlust an Magermasse minimiert. Durch die weitgehende Aufrechterhaltung der Magermasse ist der Rückgang des Ruheumsatzes im Rahmen der Diät relativ gering. Die Substitution von Mikronährstoffen verhindert Mangelerscheinungen, auch bei relativ langer Einnahme einer Formula-Diät. Dennoch können nach längerer Anwendung Nebenwirkungen auftreten. Obstipation, orthostatische Dysregulation, Elektrolytimbalancen, Hyperurikämie, Menstruationsstörungen, intermittierender Haarausfall und Cholecystolithiasis sind beschrieben. Viele Nebenwirkungen ließen sich vermeiden, wenn die Patienten die empfohlene Tagesration der Formula-Diät verzehren würden. Es ist jedoch in der Praxis häufig, daß Patienten weniger als die empfohlene Tagesration verzehren, weil sie sich dadurch eine schnellere Gewichtsabnahme versprechen. Das gesamte Behandlungsteam sollte die Patienten fortwährend motivieren, die empfohlene Tagesration wirklich einzunehmen, um Nebenwirkungen vorzubeugen und einen starken Verlust von Magermasse zu verhindern. Die Einnahme von zwei Portionen Formula-Diät auf einmal mehrmals in der Woche führt zu einer Austreibung von Sludge aus der Gallenblase und minimiert das lithogene Risiko unter einer Formula-Diät.

Die Compliance der Patienten ist unter LCD und VLCD normalerweise sehr gut, da insbesondere initial ein schneller Gewichtsverlust stattfindet und sich solche rigiden Diätstrategien deutlich von der Alltagskost unterscheiden, so daß der Patient nicht immer wieder in seine „alte Verzehrs-muster" zurückfällt. Nach Formula-Diäten nehmen die Patienten aber ge-wöhnlich wieder rasch an Gewicht zu, teilweise auch über das Ausgangs-gewicht hinaus. Ohne ein begleitendes Verhaltenstraining, das schon während und nach der Formula-Diät ein überflußangepaßtes Eß- und Be-wegungsverhalten über einen längeren Zeitraum trainiert, sind solche Diäten kontraproduktiv und eignen sich nicht als Therapie der Adipositas. Werden sie dagegen als ein *Hilfsmittel* zur Negativierung der Energiebi-lanz im Rahmen einer Kombinationstherapie von Adipositas Grad 2 und 3 mit begleitender Verhaltens- und Bewegungstherapie eingesetzt, so kön-nen sie sehr effektiv sein (siehe auch *Kombinationstherapie*).

6.2.2   Energiereduzierte Mischkost

Die energiereduzierte Mischkost wird von vielen Autoren auch heute noch als der Goldstandard der Adipositastherapie bezeichnet. Eine energiere-duzierte Mischkost setzt meist einen Diätplan voraus, der über eine länge-re Zeit starr befolgt werden muß. Da eine energiereduzierte Mischkost ei-ner normalen Kost sehr ähnlich ist, haben die Patienten oftmals Probleme mit der Abgrenzung gegen die Alltagskost. Die zur Gewichtsabnahme not-wendige *rigide* Kontrolle der Nahrungsaufnahme ist nach erfolgter Ge-wichtsabnahme für die erfolgreiche Gewichtsstabilisierung kontrapro-duktiv (siehe auch *Eßverhalten*). Das Problem der Wiederzunahme stellt

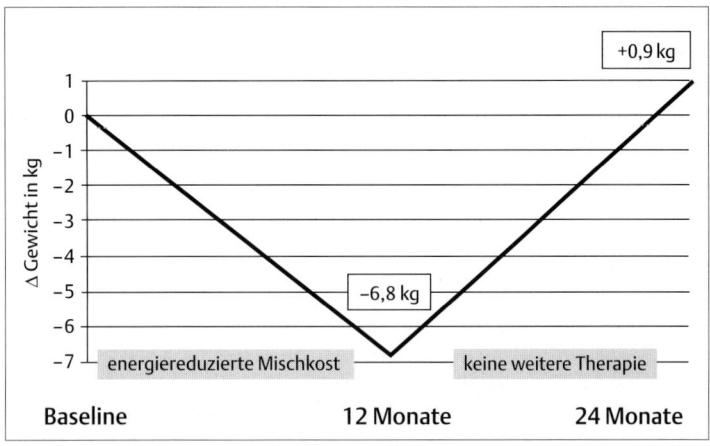

Abb. **26**   Langzeiterfolg energiereduzierter Mischkost (n. Skender et al. 1996)

sich in gleicher Weise wie bei den LCD und VLCD, wenn kein Verhaltens- und Bewegungstraining gleichzeitig stattfindet.

Skender et al. (1996) haben in einer neuen Untersuchung den Kurz- und Langzeiterfolg einer energiereduzierten Mischkostdiät untersucht. Die übergewichtigen Studienteilnehmer erhielten kalorienreduzierte Diätpläne und regelmäßige qualifizierte Ernährungsberatung über insgesamt ein Jahr. Die Termine waren zu Beginn wöchentlich, später 14-tägig und am Schluß im Monatsrhythmus. Nach der einjährigen Therapiephase hatten die Teilnehmer im Durchschnitt 6,8 kg abgenommen. Im Jahr nach der Therapie nahmen die Teilnehmer jedoch im Durchschnitt wieder 7,7 kg zu, und waren somit 0,9 kg schwerer als zu Beginn der Therapie (Abb. **26**).

Zur Behandlung von Adipositas Grad 1 und zur Stabilisierung nach einer Primärtherapie von Adipositas zweiten und dritten Grades scheinen fettkontrollierte und kohlenhydratliberale Strategien (siehe dort) ein insbesondere langfristig erfolgversprechenderes Konzept zu sein.

6.2.3 Andere Blitz-, Crash- und Hungerdiäten

Die als Blitz-, Crash- oder Hungerdiäten, vornehmlich in den Massenmedien propagierten Kostformen, sind in aller Regel Formen einer Fehl- oder Mangelernährung, die durch extreme Nährstoffrelationen oder selektive Lebensmittelauswahl eine pauschale Kalorienrestriktion erzielen (z.B. Trenn-Kost, Mayo-, Hollywood-, Atkin's-, Punkte-, Fit-for-Life-, Eier-, Ananas oder Reis-Diät). Als ernst zunehmende Therapie kommen sie nicht in Frage. Ihre besondere Gefährlichkeit besteht häufig in wissenschaftlich völlig unhaltbaren Heilsversprechen, die weit über eine Gewichtsabnahme hinausgehen (Krebs, Neurodermitis, etc.). Häufig sind die beschrieben Mechanismen, die zu einer überdurchschnittlichen Gewichtsabnahme führen sollen, wissenschaftlich nicht geprüft oder sie widersprechen gar wissenschaftlichen Erkenntnissen. Als rigide Diätmaßnahmen können sie allerdings für kurze Zeit – nicht aber langfristig – relativ gut toleriert werden, da sie sich vom gewohnten Eßverhalten gänzlich entkoppeln. Der kurzfristig erzielte Gewichtsverlust durch solche Diäten ist mehr auf Wasser- und Proteinverluste zurückzuführen, sie sich nach Abbruch der Diät rasch wieder restituieren.

Diäten, die sehr arm an der Aminosäure Tryptophan sind, können bei prädisponierten Patienten zu depressiven Symptomen führen (Smith et al. 1997). Tryptophan ist die Vorstufe von Serotonin (siehe auch *Genetische Determinierung von Verhaltensstörungen*). Eine artifiziell tryptophanfreie Kost führt zum Absinken der Plasma-Serotoninspiegel um 75 %. Enthält die Diät ausreichende Mengen der Aminosäure, kommt es nicht zu Stimmungsänderungen. Als Folge dieser Untersuchung sollten Reduktionsdiäten aller Art einen ausreichenden Tryptophangehalt haben.

6.3   Fettkontrollierte, kohlenhydratliberale Strategien

Es gibt eine Vielzahl von Untersuchungen, die überzeugend zeigen, daß sich allein durch Fettrestriktion ohne Beschränkung des Kohlenhydratverzehrs bei Übergewichtigen eine Gewichtsabnahme erreichen läßt (Lissner et al. 1987, Kendall et al. 1991, Schlundt et al. 1993, Gatenby et al. 1995, Ellrott et al. 1995). Hierzu werden, wenn möglich, genuin fettarme Lebensmittel und/oder fettreduzierte Lebensmittel anstatt normalfetter Lebensmittel verzehrt (z. B. fettarme Milch mit 1,5 % Fett oder Magermilch mit 0,3 % Fett statt Vollmilch mit 3,5 % Fett). Kohlenhydrathaltige Lebensmittel wie Gemüse, Obst, Brot, Nudeln, Reis, Kartoffeln u. a. werden bei diesen Strategien nicht limitiert. Die durchschnittliche Gewichtsabnahme unter einer solchen Kost ist davon abhängig, wieviel Fett individuell eingespart werden kann. Unter normalen Bedingungen ist bei einem Austausch von den gewohnten fettreichen durch eher fettarme oder fettreduzierte Lebensmittel eine Gewichtsabnahme von ca. 1 kg pro Monat zu erwarten (Gatenby et al. 1995, Ellrott et al. 1995).

Kohlenhydrate können bei einem derartigen Regime ad libitum verzehrt werden, da die Kohlenhydratoxidation fortwährend an die Kohlenhydrataufnahme angepaßt wird (s. u.).

6.3.1   Regulation von Kohlenhydrat- und Fettoxidation

Die Aufrechterhaltung eines normalen Blutglucosespiegels ist für die Leistungsfähigkeit des Organismus lebensnotwendig. Glucose ist das bevorzugte Substrat der energiebereitstellenden Stoffwechselprozesse. Die Fettsäureoxidation als energieliefernder Prozeß wird notwendig, wenn die Versorgung durch Glucose allein nicht ausreicht, um den Energiebedarf des Organismus im Moment zu decken. Der Anteil von Protein an der täglich umgesetzten Energie beträgt relativ konstant zwischen 10 und 15 Prozent.

Im Normalfall kommt es nach einer kohlenhydratreichen Mahlzeit zu einer fast ausschließlichen Kohlenhydratverbrennung, was sich anhand des respiratorischen Quotienten (RQ) zeigen läßt. Gleichzeitig wird ein Teil der Kohlenhydrate, getriggert durch Insulin, als Glycogen zwischengelagert. Wenn die letzte kohlenhydratreiche Mahlzeit länger zurückliegt, wird durch kontrainsuläre Hormone wie Glucagon und Katecholamine die Entspeicherung von Glycogen zur Aufrechterhaltung eines normalen Blutzuckers eingeleitet. Mit der nächsten kohlenhydrathaltigen Mahlzeit beginnt der Prozeß erneut. Die Glycogenspeicher ändern dabei ihren Füllungszustand oszillierend um einen Mittelwert.

Das Schicksal von gerade aufgenommenem Nahrungsfett ist abhängig von der Energiebereitstellung durch Kohlenhydratoxidation. Ist die Energiebereitstellung durch Kohlenhydratoxidation annähernd bedarfsdekkend (RQ $\approx$ 1), so wird gleichzeitig aufgenommenes Nahrungsfett fast vollständig in Körperfett konvertiert. Reicht die Kohlenhydratoxidation nicht aus, um den Bedarf an Energie zu decken, so wird ein Teil oder alles aufgenommene Nahrungsfett direkt oxidiert. Reicht die Menge des aufgenommenen Nahrungsfettes nicht aus, die „Energielücke" zur Kohlenhydratoxidation zu schließen, so muß zusätzlich Körperfett oxidiert werden. Somit ist die Fettsäureoxidation eine Art „energetischer Lückenbüßer" für den Organismus. Insbesondere, wenn die letzte kohlenhydratreiche Mahlzeit länger zurückliegt, ist die „Energielücke" zwischen Kohlenhydratoxidation und aktuellem Gesamtenergiebedarf groß, so daß in diesen Phasen Fett in größeren Mengen oxidiert werden muß. Zu diesem Zeitpunkt ist die Lipolyserate hoch und entsprechend hoch ist die Plasmakonzentration an freien Fettsäuren. Wenn das in diesen Phasen oxidierte Körperfett mengenmäßig dem aufgenommenen Nahrungsfett entspricht, bleibt das Körperfett im Fließgleichgewicht. Flatt (1995) bezeichnet als kritischen Punkt der Gewichtskontrolle, „so viel Fett zu oxidieren, wie man ißt". Zu einer Akkumulation von Körperfett kommt es, wenn mehr Fett verzehrt wird, als zum Auffüllen der Energielücke benötigt wird. Bei sehr fettreicher Kost wird mehr Fett aufgenommen, als in Phasen gesteigerter Fettoxidation verbrannt werden kann. Es kommt zur direkten Konvertierung in Körperfett. Über längere Zeit führt dies zu Adipositas. Menschen werden durch die direkte Konvertierung von Nahrungsfett in Körperfett übergewichtig, nicht aber durch die Fettneusynthese aus Kohlenhydraten (s. u.).

Energie, die in Form von Alkohol zugeführt wird, sollte prinzipiell eher den Fettkalorien als den Kohlenhydratkalorien zugeschlagen werden, da Ethanol die Fettoxidation supprimiert, nicht aber die Kohlenhydratoxidation (Suter et al. 1992).

Die „Lücke" für die Fettsäureoxidation wird um so kleiner, je mehr der benötigten Nahrungsenergie durch Kohlenhydrate bereitgestellt wird und je weiter die Glycogenspeicher gefüllt sind. Da aber in praxi durch Kohlenhydrate ad libitum (und Protein) der Bedarf an Nahrungsenergie wegen der erheblich größeren Nahrungsvolumina nicht gedeckt werden kann (s. u.), verbleibt auch unter solchen Konditionen eine „Lücke" für die Fettsäureoxidation.

Die Oxidation der einzelnen Nährstoffe wird im Organismus unterschiedlich genau reguliert (Abb. **27**, Prentice 1995). Für Alkohol gibt es keine Speicher, er wird immer in der Menge oxidiert, wie er aufgenommen wird. Die Kohlenhydratspeicherung in Form von Glycogen ist nur in geringen Mengen (ca. 500 g) möglich. Aufgenommene Kohlenhydrate werden zumeist sofort – oder mit geringer zeitlicher Verzögerung durch intermediäre Glycogensynthese – vollständig oxidiert. Die Oxidation von Protein ist relativ konstant und entspricht in etwa der durchschnittlichen täglichen Aufnahme. Einzig die Oxidation von Nahrungsfett unterliegt nur einer sehr geringen kurzfristigen Regulation. Die tägliche Oxidation von Fett

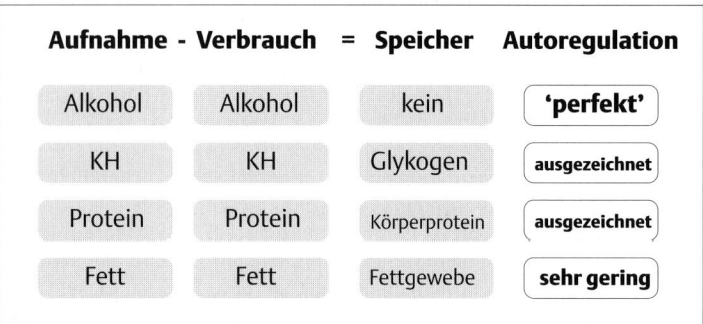

Aufnahme - Verbrauch = Speicher Autoregulation			
Alkohol	Alkohol	kein	'perfekt'
KH	KH	Glykogen	ausgezeichnet
Protein	Protein	Körperprotein	ausgezeichnet
Fett	Fett	Fettgewebe	sehr gering

Abb. 27   Oxidationshierarchie der Nährstoffe (n. Prentice 1995)

wird nicht durch die Fettaufnahme bestimmt, sondern durch die Oxidation der anderen Nährstoffe. Die Körperspeicher betragen selbst bei normalgewichtigen Individuen mehr als das 150-fache der täglichen Aufnahme.

Die Freigabe der Kohlenhydrate würde an ihre Grenze stoßen, wenn über längere Zeit in konzentrierter Form Kohlenhydratmengen von mehr als ca. 500 g/d (bei normaler körperlicher Aktivität) verzehrt würden (Acheson et al. 1988). Unter solchen Bedingungen wird die Oxidation des gleichzeitig aufgenommenen Nahrungsfetts annähernd vollständig supprimiert und das aufgenommene Fett in Körperfett konvertiert (Horton et al. 1995). Punktuelle Kohlenhydratexzesse werden durch die Glycogenspeicher aufgefangen und führen zu keiner nennenswerten de-novo-Lipogenese (Flatt 1995). Erst eine mehrtägige Aufnahme von Kohlenhydratmengen jenseits von 500 g am Tag führt nach maximaler Füllung der Glycogenspeicher zu einer de-novo-Lipogenese aus Kohlenhydraten (Horton et al. 1995).

Eine längerfristige Aufnahme von über 500 g Kohlenhydraten pro Tag, die zu einer de-novo-Lipogenese führen würde, ist unter den Ernährungsbedingungen der Industrienationen unwahrscheinlich (Acheson et al. 1988, Hellerstein et al. 1991). Der Verzehr von den damit verbundenen großen Nahrungsvolumina ist nur schwer möglich. Eine negative Energiebalance durch das Ausweichen auf Lebensmittel mit einem niedrigen Fettgehalt scheint den Appetit weniger zu stimulieren als eine generelle Beschränkung der Verzehrsmenge (Swinburn & Ravussin 1993). Die Sättigung ist durch kohlenhydratreiche Kost, die durch einen hohen Anteil pflanzlicher Nahrungsmittel auch einen höheren Wasser- und Ballaststoffanteil hat, im Vergleich zu fetthaltiger Kost deutlich besser (Blundell et al. 1993, Weststrate 1992). Westerterp et al. (1996) konnten zeigen, daß die Gewichtsabnahme unter fettarmer Kost eine Funktion der durch derartige Vorgaben bedingten Reduktion der Energieaufnahme ist. In dieser Studie nahmen nur diejenigen Teilnehmer ab, die über den Verzehr fettarmer Lebensmittel ihre Gesamtenergieaufnahme gegenüber der Baseline verringern konnten. Das bedeutet, daß aus der Vorgabe „Fettkontrolle" in der Praxis eine Verringerung der Gesamtkalorienaufnahme resultiert.

6.3.2 Prävention und Langzeittherapie durch Fettkontrolle

Shah et al. (1994) haben in einer Untersuchung eine fettarme Kost ohne Beschränkung der Verzehrsmenge und eine energiearme (kalorienreduzierte) Kost mit Kalorienvorgabe verglichen. Im Abnahmeerfolg nach 26 Wochen gab es keinen signifikanten Unterschied zwischen den Gruppen (Abb. **28**).

Das fettarme Regime hatte jedoch eine bessere Akzeptanz als die generelle Kalorienrestriktion und wurde von den Patienten als viel geringere Einschränkung ihrer Lebensqualität empfunden (Abb. **29**).

Wegen der geringen Einschränkung (kohlenhydrathaltige und fettfreie Lebensmittel können nach Belieben verzehrt werden) steigt die Wahrscheinlichkeit, das solch ein Regime auch langfristig durchgehalten wird. Gerade eine überdauernde Änderung des Eßverhaltens ist die entscheidende Voraussetzung für langfristigen Erfolg. In dieser Hinsicht ist die Fettkontrolle anderen Diätformen deutlich überlegen (siehe *Reduktionsdiäten & Formula-Diäten*).

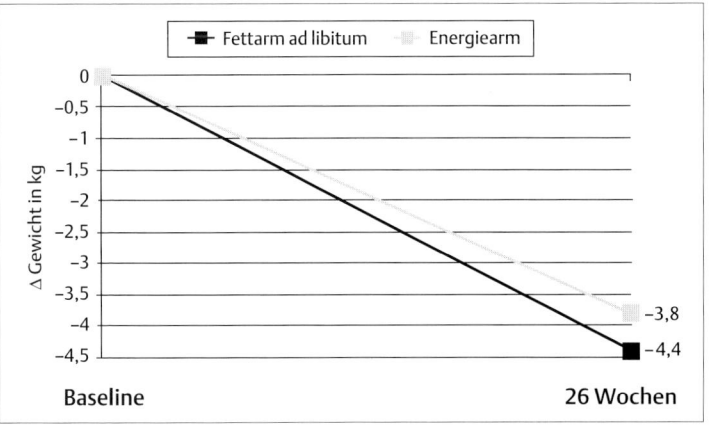

Abb. **28**   26 Wochen-Erfolg von energiearmer vs. fettarmer Kost (n. Shah et al. 1994)

Gruppe	Energiearm	Fettarm ad. lib.
Energieaufnahme (kcal/d)	1557	1587
Fettaufnahme (g/d)	54	37[*]
Gewichtsverlust (kg)	3,8	4,4
Δ Geschmacksrating	-2,6	+5,4[*]
Δ Sättigung	-1,6	+0,3
Δ Lebensqualität	-2,0	+4,2[*]

$^*p < 0{,}05$

Abb. **29**   Akzeptanz von energiearmer vs. fettarmer Kost (n. Shah et al. 1994)

Fettkontrollierte und kohlenhydratliberale Strategien eignen sich allein insbesondere zur langfristigen Behandlung von Adipositas ersten Grades (BMI = 25 – 30). Die zu erwartende Gewichtsabnahme ist eher langsam (ca. 1 kg pro Monat), aber der entscheidende Vorteil ist, daß die für die aktive Gewichtsabnahme genutzte Strategie auch für die langfristige Stabilisierung des erreichten Gewichts beibehalten wird.

Bei Adipositas 2. und 3. Grades kann eine initiale Formula-Diät oder der kurzfristige Einsatz von Pharmaka (siehe dort) sinnvoll sein, um in absehbarem Zeitraum das Gewicht deutlich zu reduzieren (Wechsler et al. 1996).

Nach erfolgreicher Formula-Diät dient ein Verhaltensregime mit *Fett*kontrolle, nicht aber pauschaler *Kalorien*kontrolle, zur bestmöglichen Gewährleistung der Gewichtsstabilisierung auf niedrigerem Niveau (Toubro & Astrup 1997). In der dänischen Untersuchung war die praktische Anweisung an Patienten – nach initialer Gewichtsreduktion zwischen 12 und 14,8 kg –, wenig Fett zu essen, die geeignetere Strategie, die Gewichtsabnahme zwei Jahre lang nach einem Abnahmeprogramm zu konservieren (Wiederzunahme 5,4 kg), als das generelle Kalorienzählen (Wiederzunahme 11,3 kg). Abbildung **30** zeigt die Ergebnisse der Studie.

Auch für Normalgewichtige sind fettkontrollierte und kohlenhydratliberale Strategien zur Prävention von Übergewicht und anderen ernährungsabhängigen Erkrankungen generell zu empfehlen.

Klar ist, daß durch diätetische Strategien, die mit einer Reduktion der Fettaufnahme einhergehen, das Körpergewicht gesenkt werden kann. Un-

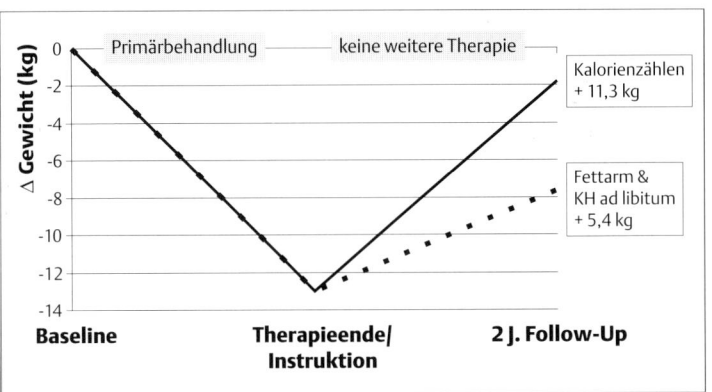

Abb. **30** Kalorienzählen und Fettkontrolle zur Stabilisierung des Therapieerfolgs (n. Toubro & Astrup 1997)

klar, und damit Ziel der aktuellen Forschung, ist, auf *welche Menge* die Fettaufnahme individuell begrenzt werden muß, um einen hinreichenden Abnahmeerfolg zu erreichen. Die reale Fettaufnahme beträgt heute meist deutlich mehr als 100 g/d. Empfehlungen, eine möglichst geringe Fettmenge (z. B. 20 g/d) aufzunehmen, führen zwar mit der größten Wahrscheinlichkeit zum erwünschten Abnahmeerfolg, aber eine zu restriktive Vorgabe verschlechtert möglicherweise die Compliance. So können 20 g Fett/d nur durch eine extreme Pflanzenkost bei Verzicht auf alle pflanzlichen und tierischen Fettlieferanten erzielt werden, was in der gewohnten Eßkultur der westlichen Welt kaum – im Gegensatz zur asiatischen Küche – erzielt werden kann. Es sollte – gemäß des Präventionsparadoxons – auch nicht von allen gefordert werden, was nicht für alle nützlich ist. Es sollte nicht allen verboten werden, was nicht für alle schädlich ist (Pudel 1993). Bislang fehlen Untersuchungen, über die je nach Ausmaß der Fettrestriktion zu erwartenden Abnahmeerfolge. Für eine aktive Gewichtsabnahme scheinen Fettvorgaben von 30 – 70 Gramm am Tag realistisch zu sein. Für kleine, ältere, inaktive Menschen oder Frauen kommt meist der Bereich von 30 – 50 g/d als Vorgabe in Frage, für große, jüngere, körperlich aktive Menschen oder Männer der Bereich von 50 – 70 g/d, in Einzelfällen auch mehr. Wie im Kapitel *Erfassung des Verzehrs* und im *Praxisteil* angesprochen, sollten diese Vorgaben gegenüber den Patienten nicht *zielbezogen* („50 g Fett am Tag") kommuniziert werden, sondern *handlungsbezogen* auf der Lebensmittelebene („Versuchen Sie fettreduzierte Wurst anstatt normaler Streichwürste und Frischkäse statt Butter oder Margarine").

6.4 Verhaltenstherapie

Die Verhaltenstherapie bei Adipositas dient der Modifikation und Stabilisierung des Eßverhaltens. Sie basiert auf den Prinzipien der Lerntheorie. Konkrete Trainingskonzepte sind seit langem im Einsatz (Wadden 1993). In den letzten Jahren wurde klar, daß diese grundsätzlichen Strategien in der Adipositastherapie ergänzt und spezifiziert und neben kognitiven Maßnahmen (Wissen, Information) auch emotionale Strukturen, biologische Regulationsmechanismen wie auch Konditionierungen in der Therapie berücksichtigt werden müssen (Pudel 1994).

Das Verhaltenstraining kann und darf nicht nur eine „Fortbildung in Ernährungslehre" sein. Für Adipöse sind Kenntnisse über Mikronährstoffe oder mögliche Umweltkontaminanten der Nahrung nicht notwendig. Es muß primär ein Ernährungswissen vermittelt werden, mit dem der Patient seine Ernährungsentscheidungen so optimieren kann, daß der Fettverzehr tatsächlich verringert wird. Entscheidend für den langfristigen Erfolg ist ein auf diesem Minimalwissen aufbauendes, realitätsnahes Verhaltens*training*. Die Patienten lernen über Selbstbeobachtung (z. B. Ernährungsprotokoll), ihr Eßverhalten zu bewerten („Da ist sehr viel Fett drin."), um eine effiziente *Selbstkontrolle* zu etablieren („Ich esse lieber das Reisgericht!"). Ein Training der bewußten Selbstbeobachtung kann dazu dienen, daß die Patienten in Phasen erhöhter Störung des Eßverhaltens frühzeitig einen Rückfall in alte Verhaltensmuster realisieren und diesem gegensteuern können. Langfristig kann es zur Habitualisierung der bewußten Selbstkontrolle kommen. Entscheidend ist die Kontrolle des Fettverzehrs, nicht aber die des Kohlenhydratverzehrs (siehe auch *Fettkontrollierte & kohlenhydratliberale Strategien*). Dabei erfahren die Patienten, welche Lebensmittel bei ihnen maßgeblich für den Fetteintrag verantwortlich und welche Lebensmittel fettarm oder fettfrei sind. Dadurch können Lebensmittelmengen angepaßt oder Produkte durch fettärmere ersetzt werden. Images von kohlenhydratreichen Lebensmitteln werden modifiziert: Kartoffeln, Brot, Gemüse, Nudeln, Reis usw. werden als „Fitmacher", nicht aber als „Dickmacher" herausgestellt.

Spielerisches Zusammenstellen von Mahlzeiten, Speisekartentraining, Verkostungen von Lebensmitteln unterschiedlichen Fettgehaltes, das Erproben fettarmer Garmethoden sowie ein Besuch im Lebensmittelhandel oder Restaurant üben die Vorgabe der Fettkontrolle unter Alltagsbedingungen. Dabei sind gelegentliche Überschreitungen dieser Strategie im Sinne einer *flexiblen* Kontrolle (siehe *Gezügeltes Eßverhalten*) für ihren dauerhaften Erfolg nicht abträglich und berücksichtigen sehr viel stärker individuelle Bedürfnisse und situative Aspekte (Westenhöfer 1992).

Weniger gesundheitliche, sondern vor allem lustbetonte (hedonistische) Ziele, wie Eßgenuß, Wohlfühlgewicht, Wohlbefinden, aber auch Sicherheit und Vertrauen müssen als Motivationsverstärker für die Therapie genutzt werden. Sensorische Tests mit Geschmacksproben unterschiedlichen Fettgehalts (Wurstbrot mit/ohne Streichfett) können überzeugende Wirkung haben, die verbreitete Einstellung zu modifizieren, daß „nur das schmeckt, was viel Fett hat".

Durch Betonung des Unterhaltungsaspektes und der spielerischen Komponente („Edutainment") werden die Patienten zur Beschäftigung mit dem „Essen" motiviert. Hinzu kommen Filme, Ratespiele, computergestützte Trainingssysteme u.v.a. Der Spaß an der Beschäftigung mit dem Essen und am Essen selbst muß integraler Bestandteil und Ziel des Verhaltenstrainings sein.

Strategien zur Verbesserung des Selbstwertgefühls und der Therapiezufriedenheit während eines Gewichtsabnahme-Programmes können kontinuierliche Fotodokumentationen der Veränderung von Aussehen und Gestalt sein. Auch die Dokumentation der Verbesserung der körperlichen Leistungsfähigkeit, verbesserter Labor- und Blutdruckwerte, eines reduzierten Medikamenteneinsatzes und die Dokumentation der Verbesserung übergewichtsassoziierter Erkrankungen können das Selbstwertgefühl und die Therapiezufriedenheit verbessern.

Bei Patienten mit erheblichem psycho-sozialen Streß hat sich auch ein Entspannungstraining bewährt. Je nach zur Verfügung stehender Zeit bieten sich z.B. die progressive Muskelrelaxation oder Atementspannung und Atemgymnastik sowie gezielte Streßmanagementtrainings an.

Psychische Probleme, unter denen adipöse Patienten leiden, sind – so die neue Forschung – eher als Folgeentwicklung der Adipositas, denn als ihre Ursache aufzufassen. Dennoch kann nicht immer darauf gehofft werden, daß diese Störungen durch eine Gewichtsabnahme spontan remittieren. Im Einzelfall ist daher zu prüfen, ob nicht weitere psychotherapeutische Verfahren eingesetzt werden müssen. Selbstsicherheitstrainings, Erhöhung der sozialen Kompetenz, Abbau von Mißerfolgsmotivation, Sensibilisierung der Körperwahrnehmung und Behebung von Body-Image-Störungen sind Therapieinhalte, die zusätzlich indiziert sein können.

6.5 Bewegungstherapie

Das Körpergewicht eines Menschen ist zu einem beträchtlichen Teil durch seine physische Aktivität beeinflußt. Daher sollte physische Aktivität, wie diätetisch-verhaltenstherapeutische Maßnahmen, eine zentrale Rolle bei allen Maßnahmen zur langfristigen Gewichtsabnahme spielen.

Physische Aktivität allein kann zu einer Gewichtsabnahme führen, aber eher auf langsame Art und Weise. Ein Problem ist, daß Übergewichtige kaum über eine längere Zeit eine Aktivität mit entsprechendem Energieverbrauch durchhalten können, weil sie physisch dazu nicht in der Lage sind. Es kann einige Zeit dauern, bis Übergewichtige durch regelmäßiges Training ihren Energieverbrauch signifikant erhöhen können. Dennoch zeigen kontrollierte randomisierte Studien einen günstigen Effekt von Bewegungstraining auf die Gewichtsabnahme (Wood et al. 1988, 1991). Regelmäßige physische Aktivität kann auch nach Gewichtsabnahme-Programmen erfolgreich eine Wiederzunahme verhindern (Blair 1993). Personen, die mit Diät allein behandelt werden, zeigen zwar höhere absolute Gewichtsabnahmen als durch Bewegungstherapie allein, können diese jedoch im Gegensatz zur Bewegungstherapie nicht langfristig stabilisieren (Skender et al. 1996).

Regelmäßige Bewegung hat für übergewichtige Personen auch positive Auswirkungen, die nicht allein auf den höheren Energieverbrauch zurückzuführen sind. Übergewichtige mit regelmäßiger physischer Aktivität haben bessere laborchemische Parameter (Tremblay et al. 1991) und ein niedrigeres Morbiditäts- und Mortalitätsrisiko (Blair et al. 1989; Helmrich et al. 1991; Manson et al. 1991; Morris et al. 1990) als übergewichtige Personen ohne regelmäßige Bewegung.

Moderate physische Aktivität ist relativ sicher für die meisten Individuen, dennoch gibt es ein vorübergehend erhöhtes Risiko für einen Herzstillstand während körperlicher Aktivität. Das absolute Risiko für einen Herzstillstand ist jedoch gering. Individuen, die ein regelmäßiges Bewegungsprogramm aufnehmen, haben ein insgesamt niedrigeres Mortalitätsrisiko als Menschen ohne Bewegung (Kohl et al. 1992).

Körperliche Betätigung erhöht zum einen direkt den Arbeitsumsatz, zum anderen wird durch einen trainingsinduzierten Zuwachs von Muskelmasse auch der Ruheumsatz nachhaltig gesteigert. Die bisherigen Richtlinien der Deutschen Adipositas Gesellschaft (Wechsler et al. 1996) empfehlen, die körperliche Aktivität in Form von Sportarten durchzuführen, die große Muskelgruppen beanspruchen und relativ gelenkschonend sind (Schwimmen, Radfahren, Gymnastik). Allerdings werden nur jene Sportarten langfristig betrieben, die von den Patienten nicht als Pflichterlebnis empfunden werden. Wenn es auch vorübergehend notwendig ist, aus medizinischen Gründen auf o.a. Sportarten auszuweichen, so sollten schon während erfolgreicher Gewichtsabnahme verstärkt Sportarten ausprobiert werden, die den Patienten Spaß machen und daher auch nach Erreichen des kurzfristigen Abnahmeziels weiterhin durchgeführt werden. Die langfristige Beibehaltung von Sport und Bewegung scheint wichtiger zu sein, als deren Art und Ausmaß (Grilo et al. 1993). Spielsportarten jeglicher Art sind in diesem Sinne sehr günstige Sportarten, zumal sie häufig das ganze Jahr hindurch möglich sind. Selbst Sportarten mit niedrigen Intensitäten wie Spazierengehen, „Walking" oder Golfspielen (wenn kein Elektrocaddy benutzt wird!) sind vorteilhafter als körperliche Inaktivität (US-Department of Agriculture & US-Department of Health and Human Services 1995). Wenn es den Patienten zeitlich möglich ist, scheint eine Aufteilung der täglichen körperlichen Aktivität auf mehrere kurze Intervalle anstatt eines langen gesundheitlich von Vorteil zu sein (Jakicic et al. 1995).

In vielen Fällen hat es sich auch als vorteilhaft erwiesen, Bewegung in alltägliche Abläufe einzubeziehen („Aktiver Lebensstil"), die primär keinen Sport darstellen (zu Fuß oder mit dem Rad zur Arbeitsstelle bzw. zum Einkaufen statt mit dem Auto, Treppe statt Aufzug benutzen u. a.).

6.6 Medikamentöse Therapie

Die genauen, an der Regulation der Nahrungsaufnahme beteiligten Mechanismen sind noch weitgehend unbekannt. Deshalb ist eine kausalpathogenetisch orientierte medikamentöse Therapie der Adipositas erst in Ansätzen möglich. Amphetamine (und andere als „Appetitzügler" benannte Substanzen) können aufgrund ihres nachgewiesenen Suchtpotentials und schwerwiegender Nebenwirkungen schon seit langem nicht mehr empfohlen werden. Schilddrüsenhormone sind bei euthyreoter Stoffwechsellage kontraindiziert. Zur Zeit sind lediglich Substanzen wie Dexfenfluramin, die zu einer Erhöhung der Serotonin-Spiegel im Zentralnervensystem führen und dadurch das Sättigungsgefühl verstärken können („Sättigungsverstärker"), therapeutisch nutzbar. Die medikamentöse Therapie ist als additive Maßnahme bei Adipositas (BMI > 30) anzusehen, die begleitend zur Diät- und Verhaltenstherapie (siehe auch *Kombinationstherapie*) eingesetzt werden kann (Wechsler et al. 1996). Die Indikationsstellung sollte auch vom Vorliegen weiterer durch die Adipositas geförderter Krankheiten wie Hyperlipidämie, Diabetes mellitus und Hypertonie abhängig gemacht werden.

In Zukunft wird die Zulassung einer Reihe von Präparaten das Spektrum an Pharmaka zu Behandlung der Adipositas erweitern. In der folgenden Aufstellung finden sich daher auch Wirkstoffe, deren Zulassung zu erwarten ist, bzw. die sich in klinischer Erprobung befinden.

6.6.1 Serotonin-Agonisten

Serotonin-Agonisten erhöhen die synaptische Serotonin-Freisetzung und blockieren die Wiederaufnahme von Serotonin ins präsynaptische Nervenende (Abb. **31**). Substanzen wie Fenfluramin und Dexfenfluramin verstärken das Sättigungssignal im ventromedialen Hypothalamus und Nucleus paraventricularis (siehe auch *Genetische Disposition von Verhaltensstörungen*).

Der Serotonin-Agonist Dexfenfluramin war als einziger serotonerger Wirkstoff für die Therapie der Adipositas in Deutschland zugelassen. Die Deutsche Adipositasgesellschaft (Wechsler et al. 1996) erwog den Einsatz als Sättigungsverstärker bei alimentärem Übergewicht mit einem BMI größer 30.

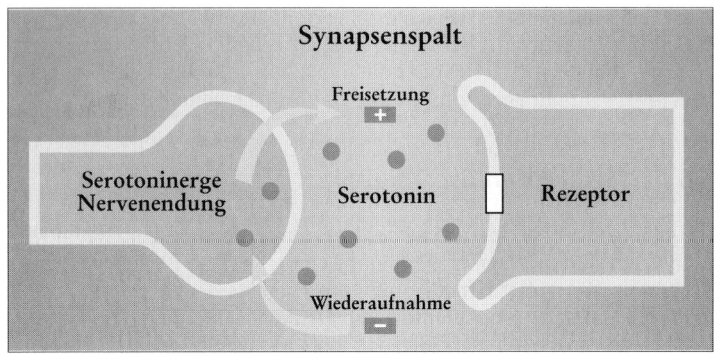

Abb. **31**   Wirkmechanismus von Dexfenfluramin

Die absolute Gewichtsabnahme unter Therapie mit 30 mg Wirkstoff über drei Monate lag je nach Studiendesign im Mittel bei 3,5 kg (Drent et al. 1995) bzw. 6 kg (Finer et al. 1988) und ließ sich bei Fortführung über 6 Monate auf 7 kg steigern (Finer et al. 1988). In der sog. INDEX-Studie betrug die Gewichtsabnahme nach 12 Monaten im Mittel 9,8 kg und war um durchschnittlich 2,7 kg größer als unter Placebo (Abb. **32**, Guy-Grand et al. 1989).

Unter der Therapie mit Dexfenfluramin wurden die kardiovaskulären Risikofaktoren günstig beeinflußt (Bremer et al. 1994). Marks et al. (1996) konnten bei Typ II-Diabetikern (mittlerer BMI 26,4 kg/m^2) eine verbesserte Insulin-Sensitivität, einen Rückgang des C-Peptids (als Marker der Insu-

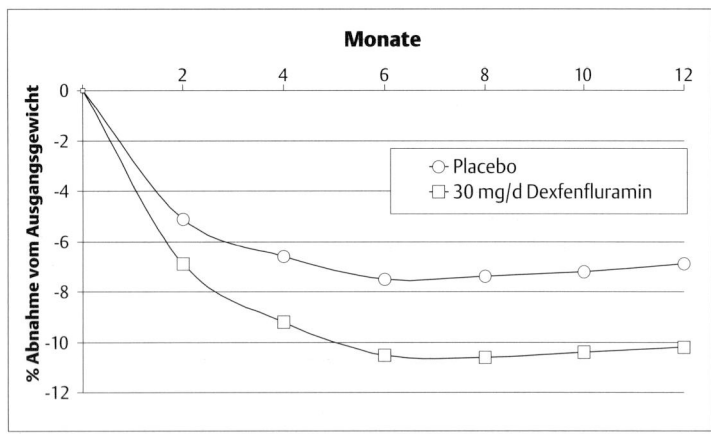

Abb. **32**   Gewichtsabnahme in der INDEX-Studie (n. Guy-Grand et al. 1989)

linproduktion), eine Reduktion der Cholesterin- und Triglyceridspiegel sowie einen Rückgang des viszeralen Fetts um 32 % nachweisen.

Der antiadipöse Effekt des Wirkstoffs Dexfenfluramin zeigte sich nur während der Medikamentenapplikation. Nach Absetzen der Medikation kam es zu einer raschen Gewichtszunahme (Abb. **33**, O'Connor et al. 1995). Für einen überdauernden Erfolg mußte bereits vor Absetzen der Medikation ein überflußadaptiertes Eßverhalten trainiert werden.

Die Erfahrungen mit der raschen Wiederzunahme nach Abbruch der Medikation rechtfertigten den alleinigen Einsatz von Serotonin-Agonisten ohne Begleittherapie nicht. Andererseits kann die verbesserte Gewichtsabnahme und das stärkere Sättigungsgefühl unter medikamentöser Therapie die Motivation für eine gleichzeitige Verhaltenstherapie verstärken (siehe auch *Kombinationstherapie*).

Wurde Dexfenfluramin zusätzlich zu einer fettarmen ad libitum-Kost verabreicht, ließ sich in drei Monaten bei einer Wirkstoffdosis von 15 mg/d ein zusätzlicher Gewichtsverlust von 3,9 kg gegenüber Placebo erreichen (Swinburn et al. 1996).

Die serotonergen Appetitzügler Fenfluramin und Dexfenfluramin sind im September 1997 wegen möglicher schwerer Nebenwirkungen weltweit vom Markt genommen worden. Die Firma Servier International reagierte damit auf eine Zahl jüngerer Publikationen, die Herzklappenerkrankungen und primären pulmonalen Hypertonus in Verbindung mit der Einnahme von Fenfluramin und Dexfenfluramin gebracht haben. Das Medikament Fenfluramin befand sich seit 35 Jahren auf dem Markt, Dexfenfluramin seit 12 Jahren. Man schätzt, daß weltweit ca. 60 Millionen Patien-

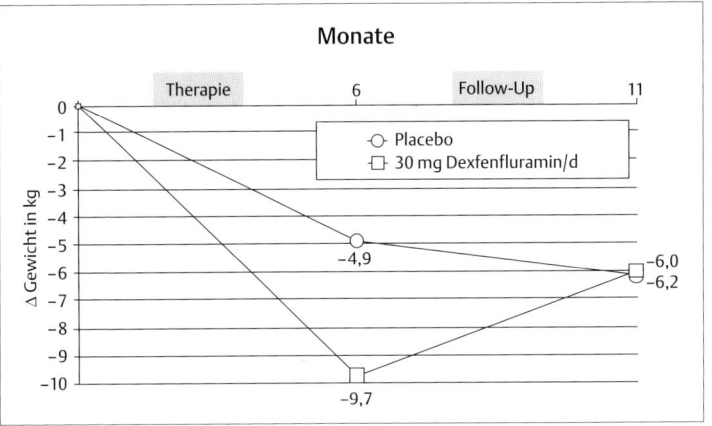

Abb. **33** Gewichtsverlauf nach Absetzen der Medikation (n. O'Connor et al. 1995)

ten mit Fenfluramin und 10 Millionen Patienten mit Dexfenfluramin behandelt worden sind.

Bereits 1996 berichteten Abenhaim et al. über eine erhöhte Wahrscheinlichkeit für einen sogenannten primären pulmonalen Hypertonus bei Patienten, die Fenfluramin oder Dexfenfluramin eingenommen haben. Der primäre pulmonale Hypertonus ist eine Erkrankung, bei der es zu einer ausgeprägten Erhöhung des Blutdrucks im Lungenkreislauf kommt. Die rechte Herzkammer wird durch die Widerstandserhöhung extrem belastet. Je höher der Blutdruck im Lungenkreislauf, desto schlechter ist die Prognose. Ist der Mitteldruck um mehr als 50 mmHg erhöht, beträgt die 5-Jahres-Überlebensrate nur 10%. Bei Patienten, die eines der Medikamente länger als 3 Monate eingenommen haben, war die Wahrscheinlichkeit um den Faktor 23,1 erhöht, eine derartige Erkrankung zu entwickeln. Die absolute Wahrscheinlichkeit war trotz der Erhöhung des relativen Risikos gering und entsprach der Wahrscheinlichkeit eines lebensbedrohlichen anaphylaktischen Schocks unter Aspirin-Therapie.

Im Juli 1997 wurden Studien aus dem New England Journal of Medicine vorab veröffentlicht, in denen über einen Zusammenhang zwischen Veränderungen der Herzklappen und der Einnahme der Medikamente Fenfluramin und Dexfenfluramin berichtet wurde. Conolly et al. (1997) berichteten über 24 Patientinnen, bei denen vor der Behandlung mit den Appetitzüglern keine Herzerkrankungen bekannt waren. Nach durchschnittlich 12monatiger Behandlung mit dem Kombinationspräparat Fenfluramin-Phentermin waren bei den Patientinnen in einer Ultraschalluntersuchung des Herzens Veränderungen an den Herzklappen festgestellt worden. Herzklappenveränderungen beeinträchtigen die Herzfunktion und begünstigen die Entstehung von Thromben und Embolien. In Einzelfällen wurden Veränderungen der Herzklappen auch nach der Einnahme der Monosubstanz Dexfenfluramin beobachtet (Cannistra et al. 1997).

McCann et al. (1997) resümierten in einem Review im Journal of the American Medical Association dar, daß neben der bekannten Verbindung einer Einnahme von Fenfluramin/Dexfenfluramin und primären pulmonalen Hypertonien noch immer ungeklärt ist, ob eine langfristige Einnahme der Präparate auch zu Hirnveränderungen führen kann. Fenfluramin und Dexfenfluramin erhöhen im Zentralnervensystem den Serotoninspiegel, weil sie die Ausschüttung von Serotonin aus dem präsynaptischen Nervenende erhöhen und gleichzeitig die Wiederaufnahme hemmen. Über diesen Mechanismus verstärken die Präparate das Sättigungsgefühl (Sättigungsverstärker) und führen zu einer früher einsetzenden Sättigung. In Tierversuchen mit allen Spezies führte die Gabe von Fenfluramin in Nervenzellen, die mit Serotonin „befeuert" werden, zu Zeichen erhöhter Neurotoxizität. Es gebe jedoch keine Untersuchungen, ob es auch bei Menschen, die das Medikament einnehmen zu derartigen Veränderungen, kommt. Die Dosierungen, die im Tierversuch zu Hirnveränderungen führten, seien jedoch denen vergleichbar, die bei Menschen zur Behandlung von Übergewicht eingesetzt würden.

6.6.2   Serotonin-Agonisten mit β-sympathomimetischer Aktivität

Der Wirkstoff Sibutramin gehört wie Dexfenfluramin in die Gruppe der serotonergen Agenzien. Im Unterschied zu Dexfenfluramin bewirkt Sibutramin außer einer Serotonin-Wiederaufnahmehemmung im ZNS auch eine direkte β-sympathomimetische Stimulation (Ryan 1995). Der zentrale Noradrenalinspiegel wird erhöht. Über diesen Mechanismus soll zusätzlich der Energieverbrauch gesteigert werden. Allerdings führt die β-sympathomimetische Wirkung auch zu einem Anstieg des arteriellen Blutdrucks von im Mittel 2 mmHg sowohl systolisch als auch diastolisch (Lean 1997). Dieser vorübergehende medikamentös induzierte Anstieg des Blutdrucks wird bei erfolgreicher Gewichtsabnahme wahrscheinlich durch blutdrucksenkende Prozesse kompensiert. Dennoch ist bei den Patienten mehr noch als unter Dexfenfluramin regelmäßig der Blutdruck zu kontrollieren. Das Risiko für einen primären pulmonalen Hypertonus unter Sibutramin-Therapie läßt sich zur Zeit nicht hinreichend beurteilen.

Der mittlere Gewichtsverlust beträgt unter 15 mg Sibutramin/d in doppelblinden Studien (SB 1047) im Mittel 7,7 kg in 3 Monaten, verglichen mit 2,2 kg unter Placebo. Allerdings kommt es auch bei Fortführung der Medikation über 12 Monate zu keiner weiteren Abnahme (Jones et al. 1995), sondern zu einer leichten Wiederzunahme von 1,6 kg (Placebo 0,3 kg). Ähnlich wie bei der Behandlung mit Dexfenfluramin gibt es Nonresponder (ca. 11 % bei 15 mg/d), die unter Sibutraminmedikation keine klinisch relevante Gewichtsveränderung zeigen (Lean 1997).

Ungelöst ist auch für Sibutramin das Problem der Wiederzunahme, wenn die Medikation abgesetzt wird. Auch der Einsatz von Sibutramin wird nur im Rahmen einer Kombinationstherapie therapeutisch sinnvoll sein. Sibutramin wurde von der FDA Ende 1997 für die USA zugelassen, die Zulassung in Deutschland wird 1998 erwartet.

6.6.3   Lipase-Inhibitoren

Lipase-Inhibitoren, wie das Tetrahydrolipstatin (Orlistat), hemmen die intestinale Fettdigestion und führen zu einer Fettmalabsorption (Hauptman et al. 1992). Im Gegensatz zu den serotonergen Agenzien entfalten Lipase-Inhibitoren ihre Wirkung ausschließlich peripher. Ungefähr 30 % des aufgenommenen Nahrungsfetts wird nicht resorbiert.

Orlistat verbessert den Abnahmeerfolg unter einer hypokalorischen Diät (Drent et al. 1995). Nach 6 Monaten Therapie mit 120 mg Wirkstoff 3 × täglich haben die Patienten mit Verum durchschnittlich 8,6 kg abgenommen und damit 3,1 kg mehr als unter Placebo (James et al. 1997). Eine signifikante Verbesserung des Lipidstatus (Reduktion von Gesamt- und

LDL-Cholesterin) konnte bei den mit Orlistat behandelten Patienten festgestellt werden. Bei Fortführung der Medikation über 52 Wochen stabilisierte sich das erreichte Gewicht in der Verum-Gruppe, wohingegen die
Patienten in der Placebo-Gruppe zur Gewichtszunahme tendierten.

Unter Orlistat-Medikation kommt es in Abhängigkeit vom Fettgehalt
der Kost z. T. zu erheblichen gastrointestinalen Nebenwirkungen wie
Durchfällen, Fettstühlen und Darmkrämpfen. Diese Nebenwirkungen beeinträchtigen die Compliance der Patienten und die Gültigkeit doppel-
blinder Studienansätze. Zu prüfen bleibt deshalb, ob die höhere Gewichtsabnahme ausschließlich das Resultat der Malabsorption ist oder, ob es
durch die offensichtliche Assoziation eines hohen Fettverzehrs mit unangenehmen gastrointestinalen Nebenwirkungen – nach dem Paradigma einer operanten Konditionierung – zu einer konsequenten Fettvermeidung
unter Lipase-Inhibitoren kommt. Damit wäre dieses Medikament verhal-
tenstherapeutisch wirksam (ähnlich der Antabus-Therapie). Der Einfluß
auf Darmendothel, Darmflora und den Vitaminstatus von fettlöslichen
Vitaminen wird z. Z. untersucht. Bei dem als Fettersatzstoff in den USA
eingeschränkt zugelassenen Sucrosepolyester (Olestra), der von Lipasen
nicht hydrolysiert werden kann, sind in höheren Dosen ähnliche Nebenwirkungen beschrieben.

Die Abhängigkeit der Nebenwirkungen von Lipase-Inhibitoren vom
Fettgehalt der Kost erlaubt den Einsatz dieser Medikamente als „Diät-
compliance-Verstärker": Solange die Patienten die vorgegebene fettarme Diät
befolgen, sind die Nebenwirkungen gering. Bei bewußter und unbewuß-
ter Steigerung des Fettverzehrs bekommen die Patienten die oben beschriebenen Nebenwirkungen, die als negative Verstärker die Einhaltung
der fettarmen Diät begünstigen (Aversionstherapie) oder zur Nichtein-
nahme des Medikaments führen.

Bei Patienten mit bulimischen Eßstörungen können Lipase-Inhibitoren
das Repertoire an Abführmitteln und Diuretika ergänzen, die von den Patienten (abführender Typ) zur Kompensation der Eßanfälle eingesetzt
werden. Bei solchen Patienten sind diese Pharmaka kontraindiziert, da sie
dazu beitragen können, die Eßstörung zu verstärken und zu stabilisieren.

Die Zulassung des Präparats hat sich durch einige Fälle von Brustkrebs
bei den Patientinnen, die in doppelblinden Studien mit Verum behandelt
wurden, verzögert. Ein Zusammenhang der Karzinogenese mit der Prüf-
medikation gilt wegen der geringen Medikationsdauer als unwahrscheinlich. Die FDA wird im Mai 1998 erneut über die Zulassung entscheiden. In
Europa wird eine Zulassung 1998 erwartet.

6.6.4 β_3-Rezeptor-Agonisten

Selektive Agonisten am β_3-Rezeptor sollen den Energieumsatz erhöhen
und auf diese Weise antiadipös wirken. Bei gesunden Normalgewichtigen

scheinen diese Pharmaka nach ersten Untersuchungen nicht auf diese Weise zu wirken (Goldberg et al. 1995). Interessant ist ihr Einsatz bei Patienten mit Mutationen an den β_3-Rezeptoren (siehe auch *Genetische Ursachen*). Der Nachweis der Wirksamkeit bei dieser Patientengruppe in entsprechenden klinischen Untersuchungen steht jedoch noch aus.

6.6.5 Neuropeptid Y-Antagonisten

Pharmaka zur Beeinflussung von NPY-Rezeptoren (siehe auch *Genetische Ursachen*) befinden sich zur Zeit in klinischer Erprobung. Es gibt mehrere verschiedene Rezeptoren für NPY. Man kennt heute die Subtypen Y2, Y4 und Y5. Das Freßsignal wird wahrscheinlich über den Y5-Rezeptor vermittelt. Phase I Studien mit dem unselektiven NPY-Antagonisten NGD 95 – 1 (Neurogen Corporation, Pfizer Incorporation) sind 1996 abgeschlossen und Phase II Studien beginnen 1997. Selektive Rezeptorblocker für den Y5-Rezeptor befinden sich zur Zeit in Entwicklung (Synaptic Pharmaceuticals, Novartis Pharma AG).

6.6.6 Leptin

Der therapeutische Einsatz des Hormons Leptin (Amgen Inc.) wird 1997 in ersten humanen Behandlungsversuchen getestet (siehe auch *Genetische Ursachen*).

6.6.7 Leptin-Rezeptor-Agonisten

Versuche, mit selektiven Pharmaka die Leptin-Wirkung am Leptin-Rezeptor (Roche/Millenium Pharm.) zu imitieren, befinden sich ab 1996 im Labortest (siehe auch *Genetische Ursachen*).

6.6.8 Uncoupling Protein

Das humane Analog des Uncoupling Protein-2 und -3 (UCPH) spielt wahrscheinlich eine entscheidende Rolle bei der Verbrennung überschüssiger Nahrungsenergie (siehe auch *Genetische Ursachen*). Die Gensequenz für das Protein wurde 1997 für Maus und Mensch entschlüsselt (Gimeno et al. 1997). Pharmaka, die die Expression des Gens oder die Aktivität des Proteins erhöhen, führen wahrscheinlich über eine gesteigerte Thermogenese zu einer Gewichtsabnahme. Die Rechte am UCPH-Gen haben die Firmen Millenium Pharmaceuticals und Hoffmann-La Roche.

6.7   Kombinationstherapie

Durch eine Kombination verschiedener Therapieansätze kann insbesondere der langfristige Erfolg der Adipositastherapie entscheidend verbessert werden. Die zur Zeit optimale Kombinationstherapie aus diätetischen und verhaltenstherapeutischen Elementen ist nach Fairburn & Cooper (1996) und Ellrott & Pudel (1996) durch folgende 6 Elemente gekennzeichnet:

1. Die Patienten werden dazu motiviert, auch *moderate Gewichtsabnahmen als Ziel und Erfolg* zu akzeptieren (siehe auch *Erfolgsparameter*). Zu hoch gesteckte Ziele führen zu Mißerfolgen und destabilisieren das Verhalten.
2. Den Patienten wird die zentrale Wichtigkeit der Gewichtsstabilisierung vor Augen geführt. Wenn die Patienten 10 – 15 % (ggf. mehr, abhängig vom Therapieprogramm) abgenommen haben, werden sie positiv dazu motiviert, das erreichte Gewicht zu stabilisieren und nicht weiter abzunehmen. Die Behandlung konzentriert sich auf *die Aneignung von Erfahrungen zur erfolgreichen Gewichtsstabilisierung.*
3. Die Behandlung fokussiert kognitive Faktoren, speziell *die Verbesserung des Selbstwertgefühls* in Form von Aussehen und Gewicht.
4. Der Aspekt der *flexiblen Kontrolle des Verzehrs*, der auf eine langfristige Verzehrskontrolle ausgelegt ist und kurzfristige Überschreitungen zuläßt, wird mit den Patienten in vielen Praxisbeispielen fortwährend trainiert.
5. Die Maßnahme der Kalorienkontrolle hat sich nicht bewährt. Sie sollte aus pragmatischen Erwägungen durch die wesentlich erfolgversprechendere *Kontrolle des Fettverzehrs* (und Liberalisierung des Kohlenhydratverzehrs) ersetzt werden. Alkoholkonsum muß in die Fettkontrolle einbezogen werden.
6. Eine *positive Motivation*, sich mit Essen und Trinken – nicht mit „Ernährung" – zu beschäftigen, wird *durch unterhaltsame und spielerische Elemente* im Rahmen der Therapie erreicht. Essen und Trinken ist für die Patienten nicht Aufnahme von Nährstoffen, sondern integraler Bestandteil ihres hedonistischen Erlebnishorizontes und ihrer Gefühlswelt. Rigide, Schuld zuweisende und besserwisserische Belehrungen in Ernährungswissenschaft erreichen die Patienten nicht und sind obsolet. Nicht die Aneignung eines möglichst umfangreichen Ernährungswissens, sondern die Beschränkung auf das notwendige Ernährungswissen und *Betonung des Verhaltenstrainings* bilden den Vordergrund der Therapie.

Die o. a. Elemente stellen nach heutigem Ermessen die erfolgversprechende Grundlage dar, um das Ziel einer dauerhaften Therapie der Adipositas mit *Diät* und *Verhaltenstherapie* zu erreichen. Sehr günstige langfristige

Effekte hat eine gleichzeitige *Bewegungstherapie*. Eine derartige 3-fach-Kombination stellt die solide Grundlage für einen langfristigen Therapieerfolg dar und kann heute als *State of the Art* der Adipositastherapie bezeichnet werden. Dieser Ansatz reflektiert nicht die individuelle Situation des einzelnen Patienten. Dennoch sollten diese Therapieverfahren kombiniert zum Einsatz kommen, da sie praktisch frei von Nebenwirkungen sind und den Patienten nicht schaden. Aus Kostengründen wird man die Kombinationstherapie zumeist im Gruppenrahmen durchführen. In Einzelfällen kann es im Verlauf der Behandlung notwendig sein, die Kombinationstherapie um eine fokussierte Psychotherapie zu ergänzen (siehe auch *Verhaltenstherapie*).

Eine Formula-Diät oder der Einsatz von Pharmaka zur raschen Gewichtsreduktion machen nur dann Sinn, wenn eine Sicherung des langfristigen Gewichtsverlusts durch gleichzeitige Anwendung der oben beschriebenen Strategien erfolgt. Abbildung **34** beschreibt die sinnvolle Kombination verschiedener nicht-interventioneller Therapieformen in Abhängigkeit vom BMI. Bei einem BMI über 30 ist mit dem initialen Einsatz von Formula-Diäten die höchste absolute Gewichtsabnahme zu erwarten. Liegt der BMI deutlich über 30, ist der Initialeinsatz einer Formula-Diät daher dem Einsatz von Pharmaka vorzuziehen. Solchermaßen in ein Therapieprogramm implementiert, können Formula-Diäten und Medikamente die Effizienz der Programme verbessern.

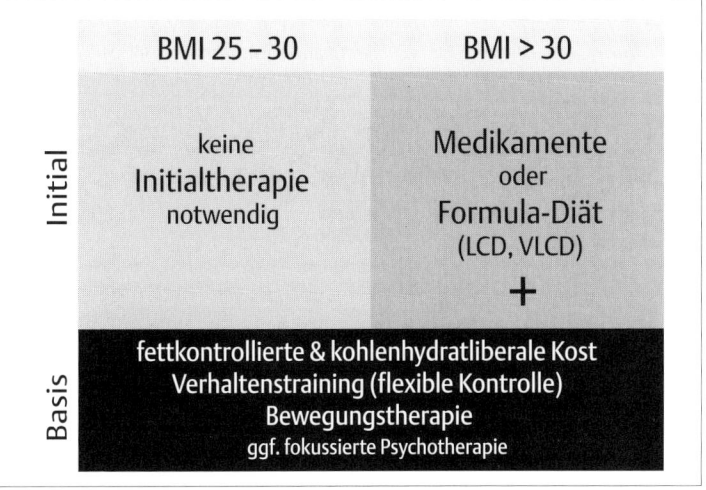

Abb. **34** Kombination nicht-interventioneller Therapieformen

6.8   Interventionelle Therapie

Nach den Empfehlungen der Deutschen Adipositas Gesellschaft (Wechsler et al. 1996) ist die klassische Malabsorptionschirurgie (z. B. Magenbypass nach Roux-Y) als Therapieform von Adipositas obsolet. Ebenso ist die Aspirationslipektomie (Fettabsaugung) keine geeignete Methode zur Behandlung von Adipositas. Bei einem Übergewicht mit einem BMI von deutlich mehr als 40, das sich auch durch Anwendung verschiedener anerkannter, konservativer Therapieformen, z. B. das Optifast-Programm, nicht kurieren ließ, gelten heute die Operationen nach *Mason* und *Kuzmak* als interventionelle, operative Therapieformen der Wahl. Eine Übersicht zu den operativen Techniken findet sich bei Husemann (1995).

Bei der vertikalen Gastroplastik nach *Mason* wird ein Silikonring mit einem Durchmesser von ca. 5 mm in die kleine Kurvatur des Magens eingenäht. Vom Fundus bis zu diesem Ring verschließt eine vertikale Klammernaht den Restmagen, so daß ein Reservoir mit 15–60 ml zurückbleibt (Abb. **35**). Die Letalität der Operation beträgt 0,26 %, die Thromboserate 1,03 % (Husemann & Reiners 1996).

Beim flexiblen Banding nach *Kuzmak*, welches gewöhnlich minimalinvasiv laparaskopisch-endoskopisch durchgeführt werden kann, wird ein inflatables Kunststoffband horizontal um den Magen geschnürt. Dieses Kunststoffband ist mittels eines subkutanen Ports in seinem Durchmesser zu verändern und so auf die individuellen Verhältnisse beim Patienten einzustellen (Abb. **36**).

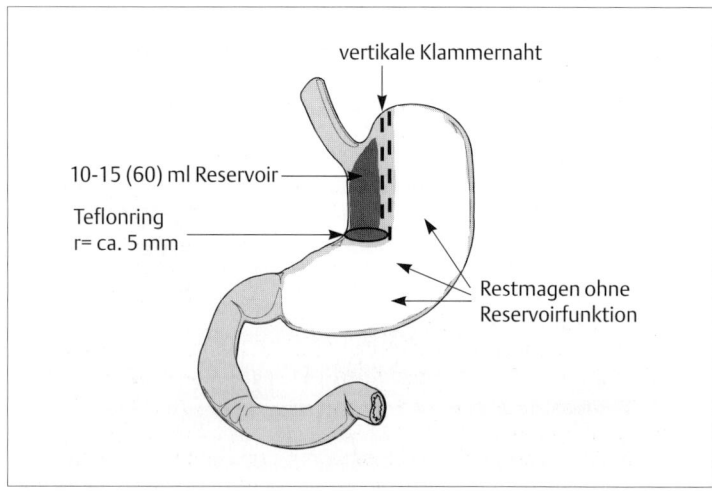

vertikale Klammernaht

10-15 (60) ml Reservoir

Teflonring
r= ca. 5 mm

Restmagen ohne
Reservoirfunktion

Abb. **35**   Vertikale Gastroplastik nach Mason

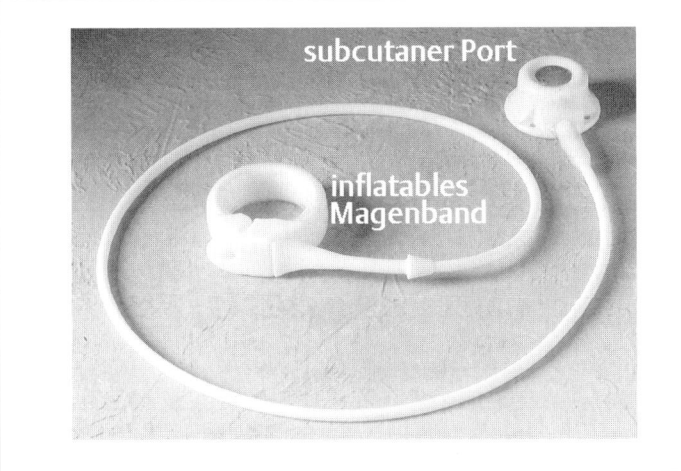

Abb. **36** Flexibles Silikon-Band für die Methode n. Kuzmak

Beiden Operationen ist gemein, das der verbleibende funktionelle Restmagen nur noch einen Bruchteil des Nahrungsvolumens aufnehmen kann. Der Verzehr größerer Nahrungsmengen ist den Patienten unmöglich, führt er doch zu Schmerzen und Erbrechen (ähnlich einer Aversionstherapie). Die Aufnahme an Mikronährstoffen ist post operationem meist deutlich geringer als die Empfehlung der Ernährungsgesellschaften. Der Verzehr sollte daher regelmäßig mit einem Ernährungstagebuch überprüft werden. In vielen Fällen ist es angezeigt, die Patienten mit Vitaminen, Mineralstoffen und Spurenelementen zu supplementieren, um Mangelerscheinungen vorzubeugen.

Die Gewichtsabnahme der operierten Patienten ist eindrucksvoll. Kunath et al. (1996) berichten in den ersten 12 Monaten post operationem über einen Rückgang des Übergewichts um 50% (Methode nach *Kuzmak*). Naef et al. (1996) konnten für das Verfahren nach *Mason* eine durchschnittliche Gewichtsabnahme von 32 kg im ersten postoperativen Jahr verzeichnen, Husemann & Reiners (1996) von 51,6 kg nach drei Jahren (s. Abb. **37**). Es gibt jedoch einen Anteil von 30–40% der Patienten, die postoperativ nur wenig Gewicht abnehmen. Mögliche Ursache ist eine massive Zufuhr von Alkohol und/oder kurzkettigen Kohlenhydraten über Getränke, die den iatrogenen Engpaß problemlos passieren können. Eine strenge Indikationsstellung und gute Voruntersuchung der Patienten ist notwendig, um Patienten, die zu einem kompensatorischen Suchtverhalten neigen, von der Operation auszuschließen.

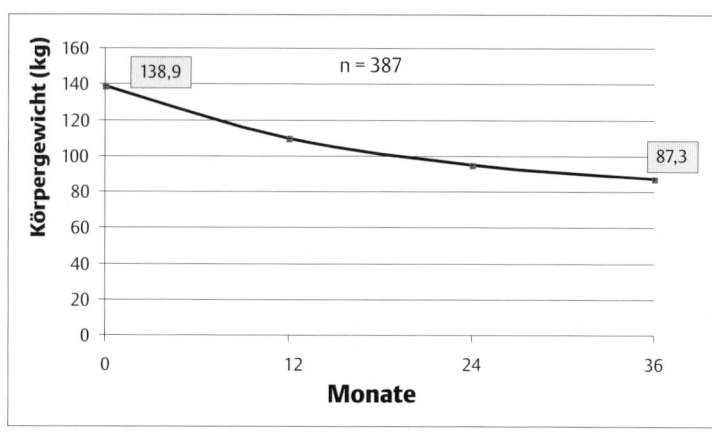

Abb. **37** Gewichtsverlauf über 36 Monate nach vertikaler Gastroplastik (n. Husemann & Reiners 1996)

Gründliche psychologische Untersuchungen über die Befindlichkeit der Patienten und über ihr Appetit- und Sättigungsempfinden liegen bislang nicht in ausreichendem Maße vor. Einige Studien lassen jedoch vermuten, daß die Patienten durch den großen und anhaltenden Effekt der Operation ihre psychosoziale Situation als positiv erleben. Rand & MacGregor (1995) konfrontierten erfolgreich operierte Patienten mit der (theoretischen) Aussicht wieder „so dick" zu werden wie zuvor. 90% dieser Patienten konnten sich eher vorstellen, ein amputiertes Bein oder Blindheit in Kauf zu nehmen als wieder so monströs dick zu werden.

6.9   Erfolgskriterien für die Adipositastherapie

Herkömmliche Programme zur Gewichtsabnahme definieren ihren Erfolg zumeist über die kurzfristige Gewichtsabnahme. Das erreichte niedrigere Körpergewicht kann aber nicht stabilisiert werden, weil die zur Gewichtsabnahme genutzten *rigiden* Verhaltensvorschriften die langfristige Gewichtsregulation eher destabilisieren und damit kontraproduktiv wirkten, oder weil der Patient während medikamentöser Therapie oder Formula-Diät nicht an ein überflußadaptiertes Eßverhalten nach Absetzen der Medikation herangeführt wurde. Eine mehr oder minder rasche Gewichtszunahme ist die Folge. Es kommt zum sog. „Weight cycling" oder „Jo-Jo-Effekt". Möglicherweise gehen diese Oszillationen des Gewichts mit erhöhter Mortalität einher (Paffenbarger et al. 1993), allerdings wird diese Hypothese durch jüngere Studien nicht mehr gestützt (Manson et al.

1995, Iribarren et al. 1995). Außer dem frustranen Verlauf für Patient und Therapeut verursacht die immer wieder notwendige Therapie erhebliche volkswirtschaftliche Kosten (Wolf & Colditz 1996, Schneider 1996).

Fairburn & Cooper (1996) betonen, daß zu hoch gesteckte Ziele in Form eines sehr niedrigen Zielgewichts einen langfristigen Mißerfolg und die Wiederzunahme begünstigen. Sie schlagen daher für herkömmliche Programme zur Gewichtsabnahme vor, sich schon nach einer Gewichtsabnahme von 10–15 % auf die Aneignung von Strategien zu Gewichtsstabilisierung zu konzentrieren und die Patienten „positiv von einer weiteren Abnahme zu entmutigen".

Eine Adipositastherapie ist um so erfolgreicher, je näher der Patient seinem (angepaßten) Zielgewicht kommt und je länger dieses Gewicht stabilisiert werden kann. Die isoliert betrachtete Gewichtsabnahme kann kein Erfolgskriterium mehr sein. Die Qualität einer Behandlung kann nur über einen längeren Zeitraum an der Gewichtsstabilisierung beurteilt werden. Zusätzlich zum Ausgangsgewicht und dem Gewicht nach Abschluß der Behandlung sollte das Gewicht z.B. ½, 1, 2 und 5 Jahre nach Therapieende zur Qualitätssicherung herangezogen werden (Ellrott & Pudel 1996).

Rössner (1992) beschreibt in seinem Schema die möglichen Unterschiede im initialen Therapieerfolg (Abb. **38**): Der Erfolg jeder Therapie von Adipositas muß gegen die Gewichtsentwicklung ohne jede Therapie gerechnet werden. Der natürliche Gewichtsverlauf wird gemeinhin durch eine langsame, aber stetige Zunahme charakterisiert. Der absolute Erfolg der Therapie ist also immer größer als die tatsächlich zum länger zurückliegenden Ausgangswert errechnete Gewichtsdifferenz.

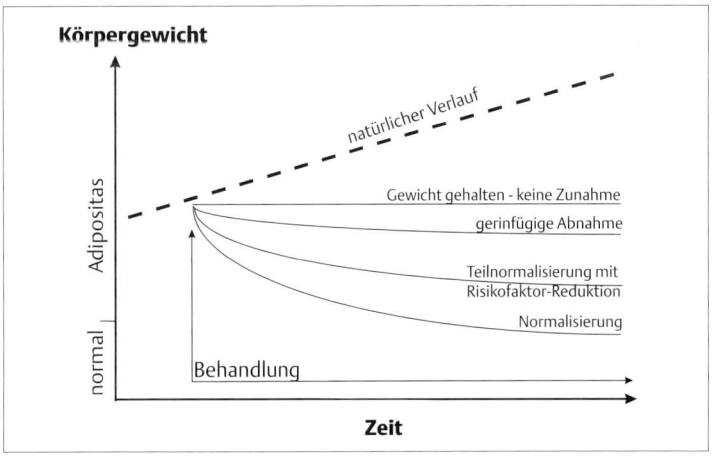

Abb. **38** Unterschiedliche Therapieerfolge von Adipositastherapie (n. Rössner 1992)

Die Höhe des individuell anzustrebenden Zielgewichts ist von Körperlänge, Ausgangsgewicht, Alter, Geschlecht, Diät-Vorgeschichte, Begleiterkrankungen, Fettverteilung (gynoid oder android) und der Körperzusammensetzung (Fettmasse, Magermasse) abhängig. Eine entsprechende Diagnostik mit Bestimmung der Waist to Hip-Ratio (Taillenumfang dividiert durch Hüftumfang), einer bioelektrischen Impedanzanalyse (optional) und ausführlicher Gewichts- und Diätanamnese ist Voraussetzung für die individuelle Zielgewichts-Definition (siehe *Diagnostische Methoden*).

Das Zielgewicht muß nicht dem rechnerischen Normalgewicht (BMI = 20–25) entsprechen. Bei Patienten ohne Begleiterkrankungen, mit gynoider Fettverteilung, hohem Ausgangsgewicht, fortgeschrittenem Lebensalter oder überdurchschnittlich großer Magermasse kann das Zielgewicht, das auch ein „Wohlfühlgewicht" sein soll, über einem BMI von 25 liegen. Die psychologische Definition des „Wohlfühlgewichts" beinhaltet, daß ein Patient ein reduziertes Gewicht auf dem Hintergrund seiner genetischen Disposition mit dem ihm zur Verfügung stehenden Verhaltenspotential halten kann, ohne daß dieses Gewicht ständig durch Hungerphasen und restriktives – nicht langfristig durchhaltbares – Eßverhalten erzwungen werden muß.

6.9.1 Erfolgskriterien des Institute of Medicine (Washington)

Der amerikanische Expertenbericht „Weighing the Options" wurde von der National Academy of Sciences beim Food and Nutrition Board des Institute of Medicine (IOM) in Auftrag gegeben, weil es bislang keine allgemeingültigen Kriterien zur Evaluierung der zahllosen Programme zur Behandlung und Prävention der Adipositas gab, die systematisch, umfassend und in sich konsistent waren. In einjähriger Arbeit wurden Kriterien zur Evaluierung von Gewichtsmanagement-Programmen erarbeitet (Committee to Develop Criteria for Evaluating the Outcomes of Approaches to Prevent and Treat Obesity 1995, Stern et al. 1995).

Der Auswahlprozeß eines geeigneten Therapieprogramms soll nach den Empfehlungen sowohl das Individuum, die Sicherheit und Seriosität des Therapieprogramms wie auch den zu erwartenden Therapieerfolg berücksichtigen (Abb. **39**).

Kriterium 1 hebt auf die individuellen anthropometrischen und psychologischen Voraussetzungen des Teilnehmers und das Lebensumfeld ab. Sichere und vernünftige diätetische, medizinische und verhaltenstherapeutische Elemente fordert Kriterium 2 vom Programm ein. Der zu erwartende Therapieerfolg ist das entscheidende 3. Kriterium zur Auswahl eines geeigneten Programms.

Für die Dokumentation des Therapieerfolgs eines Gewichtsmanagement-Programms wurden von den Autoren die folgenden Erfolgsebenen definiert (Tab. **7**).

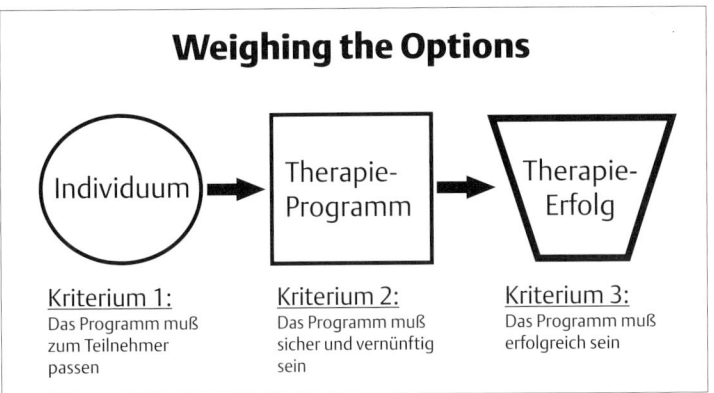

Abb. **39** Auswahl eines geeigneten Therapieverfahrens (n. IOM 1995)

Nach den amerikanischen Vorgaben ist nicht die absolute Gewichtsabnahme das entscheidende Erfolgskriterium einer Adipositastherapie, sondern die langfristige Stabilisierung des Gewichts auf einem niedrigeren Niveau. Auch die Dimensionen „Verbesserung von Übergewichts-assoziierten Erkrankungen", „Verbessertes Gesundheitsverhalten", und „Nebenwirkungen" werden als Kriterien zur Erfolgsbestimmung herangezogen. Wir haben in einem Review unlängst den Vorschlag gemacht, als 5. Erfolgsebene das Monitoring auf eine Verbesserung der Lebensqualität durch die Therapie einzuführen (Ellrott & Pudel 1996).

Programme, die einen Therapieerfolg auf allen geforderten Ebenen verbindlich nachweisen können, sind notwendig, um die durch Adipositas bedingte Morbidität und Mortalität der Bevölkerung einzudämmen und zur Einsparung von erheblichen Folgekosten im Gesundheitswesen beizutragen.

Wenn alle ernsthaften Therapieprogramme ihren Behandlungserfolg anhand dieser Vorgaben dokumentieren, kann der Arzt zusammen mit dem Patienten das im individuellen Fall am besten geeignete therapeutische Verfahren auswählen und die Krankenversicherungen haben eindeutige Grundlagen, nach denen sie ihre Förderung bemessen können.

Die Originalpublikation beinhaltet Vorschläge für die Instrumente mit denen der Erfolg auf Ebene 3 und 4 gemessen werden kann. Die amerikanischen Vorgaben seitens des Verzehrs und der Erhebungsinstrumente lassen sich nicht eins zu eins auf deutsche Verhältnisse übertragen. Für diese Erfolgsebenen fehlt noch ein nationaler Konsens hinsichtlich der Methoden. Die Deutsche Adipositas Gesellschaft könnte als zuständige Fachgesellschaft allgemeinverbindliche Vorgaben für die Erhebungsmethoden machen, z. B. hinsichtlich der Erfassung des Verzehrs, der sportli-

Tab. **7**   Kriterien für erfolgreiches Gewichtsmanagement (mod. nach IOM 1995)

1) Langfristiger Gewichtsverlust:
   - 1 Jahr oder länger
   - Gewichtsverlust ≥ 5% des Körpergewichts oder
   - Reduktion des BMI um 1 oder mehr Einheiten
2) Verbesserung von Übergewichts-assoziierten Erkrankungen:
   Einer oder mehr der assoziierten Risikofaktoren soll (wenn vorhanden) klinisch signifikant verbessert werden. Z.B.:
   - Bluthochdruck
   - Hypercholesterinämie
   - Hypertriglyceridämie
   - Hyperglycämie und
   - Diabetes Typ II b
3) Verbessertes Gesundheitsverhalten:
   - Verzehr nach den Vorgaben der Ernährungspyramide (US-Landwirtschaftsministerium) an mind. 4 von 7 Tagen:
     – Monitoring mit Ernährungsprotokollen
   - Regelmäßige körperliche Aktivität:
     – 1/2 Stunde oder mehr moderate körperliche Aktivität am Tag
     – 4 x pro Woche oder mehr
   - Regelmäßige ärztliche Konsultationen (mind. einmal pro Jahr)
     – Insbesondere bei fortbestehendem Übergewicht
     – Zur Fortführung oder zum Beginn adäquater Therapiemaßnahmen
     – Zur Früherkennung Übergewichts-assoziierter Erkrankungen
4) Monitoring von gegenteiligen Effekten, die durch das Programm selbst verursacht sein könnten (Nebenwirkungen):
   - Klinische und nichtklinische Programme sollten ihre Teilnehmer regelmäßig über Veränderungen ihres Gesundheitszustandes während des Programms befragen
   - Do-it-yourself-Programme sollten die Konsumenten darüber informieren, daß das Programm möglicherweise Nebenwirkungen haben kann und, daß die Konsumenten während der Teilnahme sich daraufhin beobachten sollen
5) Verbesserung der allgemeinen Lebensqualität:
   Eine Verbesserung der Lebensqualität durch die Teilnahme an einem Therapieprogramm ist ein wünschenswertes Ziel und muß durch entsprechende Erhebungsmethoden überprüft werden

chen Aktivität oder der Nebenwirkungen. Sollte auch eine verbesserte Lebensqualität als 5. Erfolgsebene von der Fachgesellschaft akzeptiert werden, sind auch hierfür Vorgaben für die Erhebungsmethode notwendig.

Qualitätssicherungssysteme wie *Weighing the Options* müssen installiert und angewendet werden, damit Adipöse nicht durch inkompetente,

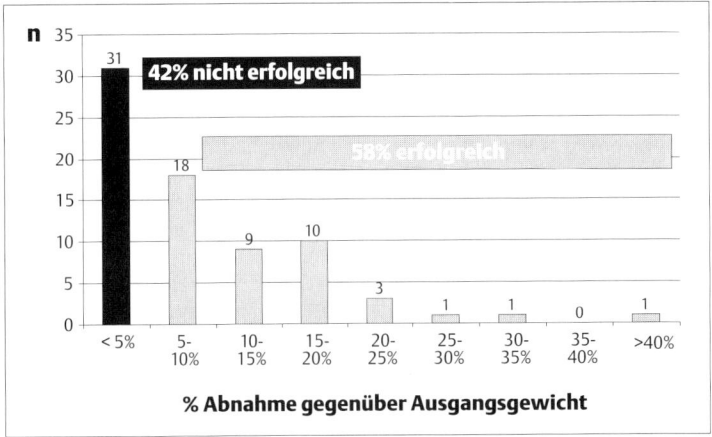

Abb. **40**   Langzeiterfolg (3,5 J.) des Optifast-Programms (n. Olschewski et al. 1997)

unprofessionelle oder wissenschaftlich unbegründete „Therapieangebote" zu Schaden kommen, wie dies gegenwärtig in einem großen Umfang vermutet werden muß.

Olschewski et al. (1997) haben erstmals in Deutschland den Langzeit-Erfolg eines existierenden Therapieprogramms anhand dieser Kriterien dokumentiert. 3 Jahre nach Therapieende erfüllen noch 58% der Patienten des 6-monatigen Optifast-Programms (ohne Folgeprogramm) das Erfolgskriterium „Langfristiger Gewichtsverlust" (Abb. **40**). Auch auf den Erfolgsebenen „Verbesserung Adipositas-assoziierter Erkrankungen" und „Monitoring auf Nebenwirkungen der Therapie" konnte eine Langzeitwirkung konstatiert werden.

6.10   Adipositastherapie bei Diabetes mellitus Typ II b

Der Diabetes mellitus hat eine Gesamtprävalenz von ca. 4 Millionen in Deutschland, von denen 90% (3,6 Millionen) auf den nicht insulinabhängigen Diabetes mellitus Typ II entfallen. Adipositas stellt den entscheidenden Manifestationsfaktor für einen Diabetes mellitus Typ II dar. 90% (3,2 Millionen) aller Typ II-Diabetiker sind übergewichtig (Typ II b).

Die entscheidende Kausaltherapie des Diabetes mellitus Typ II b stellt die Normalisierung des Körpergewichts dar. Pharmakologische Maßnahmen, wie Sulfonylharnstoffe, α-Glucosidasehemmer oder Biguanide zielen nur auf die symptomatische Behandlung der Hyperglycämie.

Bislang werden übergewichtige Typ II-Diabetiker meist in einer Kontrolle der Kohlenhydrataufnahme geschult. Diätpläne mit rigiden Kohlenhydratvorgaben sind gebräuchlich, das Nahrungsfett wird selten thematisiert. Wie ausführlich im Kapitel *Reduktionsdiäten & Formula-Diäten* beschrieben, führen gerade diese Therapieelemente aber zu keinem langfristigen Therapieerfolg. Wenn eine erfolgreiche Adipositasbehandlung im Vordergrund steht, sind derart rigide Therapieelemente langfristig kontraproduktiv. In den jüngsten Ernährungsempfehlungen der amerikanischen Diabetesgesellschaft (American Diabetes Association 1997) werden traditionelle diätetische Strategien und Formula-Diäten zwar als kurzfristig wirksame aber langfristig ineffektive Strategien zur Gewichtsabnahme genannt.

Die entscheidenden Elemente der Basistherapie von Adipositas wurden im Kapitel *Kombinationstherapie* beschrieben: Fettkontrolle und Kohlenhydratliberalität, *flexibles* Management des Eßverhaltens und Steigerung der körperlichen Aktivität. In den Empfehlungen der amerikanischen Diabetesgesellschaft heißt es, daß eine Reduktion der Fettaufnahme, besonders wenn sie mit Steigerung der körperlichen Aktivität gekoppelt wird, einen effektiven Therapieansatz zur ursächlichen Behandlung des Übergewichts darstellen.

Fraglich ist, ob man bei der Behandlung des übergewichtigen Typ II-Diabetikers die Kohlenhydrate überhaupt negativ thematisieren und kontrollieren muß. Es gibt bislang keine kontrollierten Studien, die zeigen, daß sich bei Kohlenhydratliberalität und Fettkontrolle die Blutzuckereinstellung (HbA_{1c}) verschlechtert, zumal, wenn auf diese Art und Weise eine anhaltende Gewichtsabnahme resultiert. Die Insulinresistenz stellt den ätiologischen Hauptfaktor für den Diabetes Typ II b dar. Sie wird wahrscheinlich über Leptin, Tumornekrosefaktor-α und freie Fettsäuren vermittelt (Cohen et al. 1996, Taylor et al. 1996). Da eine Gewichtsabnahme zu einem Rückgang der Leptinspiegel und der Konzentration an freien Fettsäuren führt, dürfte sich mit dieser Behandlung auch die Blutzuckereinstellung langfristig verbessern. Mayer-Davis et al. (1997) konnten zeigen, daß eine hohe Fettaufnahme die Insulin-Sensitivität verschlechtert und, daß diese Verschlechterung wahrscheinlich durch die fördernde Wirkung von Nahrungsfett auf Übergewicht mediiert wird.

Solange es keine kontrollierten Studien gibt, sollte es von der aktuellen Diabeteseinstellung (HbA_{1c}) abhängig gemacht werden, ob in der Schulung Kohlenhydrate überhaupt thematisiert werden müssen. Generell ist wahrscheinlich auch bei übergewichtigen Typ II-Diabetikern Fettkontrolle und Kohlenhydratliberalität das beste langfristig wirksame diätetische Regime. Zusätzlich verhindert eine relativ hohe Mahlzeitenfrequenz bei Diabetikern deutliche hyperglycämische Spitzen und nivelliert die Blutzuckerspiegel. Regelmäßige Blutzucker-Kontrollen durch die Patienten selbst und/oder den Arzt sind auch bei fettarmen und kohlenhydratliberalen Regimen zur Kontrolle der Therapie zwingend erforderlich, ebenso wie die regelmäßigen Kontrolluntersuchungen.

Je schlechter die Diabeteseinstellung, desto mehr erscheint es bei Diabetikern geboten, die Kohlenhydratfreigabe einzuschränken. Bei sehr schlechter Blutzuckereinstellung (hohe HbA_{1C}-Werte) kann nicht ausgeschlossen werden, daß Kohlenhydratliberalität kurzfristig zu hohen Blutzuckerspiegeln führt. In solchen Fällen ist die zusätzliche Thematisierung der Kohlenhydrate notwendig. Allerdings scheint die Quelle der Kohlenhydrate (Obst, Milchprodukte, stärkehaltige Lebensmittel, zuckerhaltige Lebensmittel) keinen maßgeblichen Einfluß auf die Blutzuckereinstellung zu haben (American Diabetes Association 1997). Rohrzucker (Saccharose) induziert eine Veränderung des Blutzuckerspiegels, die der von Brot, Reis und Kartoffeln ähnlich ist. Die aktuellen Ernährungsempfehlungen der amerikanischen Diabetesgesellschaft relativieren den Unterschied verschiedener Kohlenhydratquellen: „Vom klinischen Gesichtspunkt her sollte der Gesamtmenge an Kohlenhydraten die erste Prioriät vor der Quelle der Kohlenhydrate gegeben werden."

Alle genannten Empfehlungen zur Fettkontrolle und Kohlenhydratliberalität sind zwar aus den Erkenntnissen der Adipositasforschung evident, jedoch fehlt ihre Untermauerung durch Interventionsstudien mit Diabetikern.

7.   Praxisteil

Ganz im Zentrum der Adipositastherapie steht die Veränderung und Stabilisierung des Eßverhaltens. Natürlich müssen auch ein bestimmtes Basiswissen über Ernährung, z. B. über den Fettgehalt verschiedener Lebensmittel, und gegebenenfalls Einstellungsänderungen, z. B. „Ich muß gegen ein biologisches Handicap trainieren", vermittelt werden. Dennoch bleibt Adipositastherapie primär ein langfristiges Training in Verhaltensmanagement. Die Kenntnis über die Grundprinzipien der Lerntheorie können dabei für den Therapeuten sehr hilfreich sein.

7.1   Determinanten des Eßverhaltens

Ein Paradigma der Verhaltenspsychologie schreibt den Konsequenzen, die Verhalten nach sich zieht, die entscheidende Bedeutung für das zukünftige Verhalten bei. Positive Konsequenzen (als positive Verstärkung bezeichnet) stabilisieren ein Verhalten, negative Konsequenzen (negative Verstärkung) destabilisieren das Verhalten. Ein Grundprinzip, das auch Eltern mit Lob und Tadel bei der Erziehung ihrer Kinder anwenden. Der Adipositastherapeut wird also die Behandlungsschritte so wählen müssen, daß der Patient einen Erfolg erlebt. Nur dann wird er das trainierte Verhalten auch in Zukunft stabilisieren.

> Erfolg stabilisiert Verhalten
> Mißerfolg destabilisiert Verhalten

Non-Compliance ist daher aus lerntheoretischer Sicht häufig eine Folge von zu hoch gesteckten Zielen, die nicht erreicht werden und daher zum Mißerfolgserlebnis führen. Durch die Festsetzung realistischer Ziele kann also die Compliance direkt gefördert werden. Neben der Festlegung des Ziels kommt auch der Zeitspanne, innerhalb derer das Ziel erreicht werden kann, eine verhaltenswirksame Bedeutung zu. Ist die Zeitspanne zu groß gewählt, z. B. „Nehmen Sie im Verlauf des nächsten Jahres fünf Kilo ab", bleibt eine Wirkung auf das Verhalten aus, weil die Distanz zum Ziel psychologisch keine prägende Wirkung entfaltet. Dieser Grundmechanismus soll in einem Modell kurz vorgestellt werden:

Der Patient (Abb. **41**) befindet sich in einer Konfliktsituation: die zu erwartende positive Konsequenz in Form des lustvollen Geschmackserlebnisses steht psychologisch ausbalanciert zu den unangenehmen Konse-

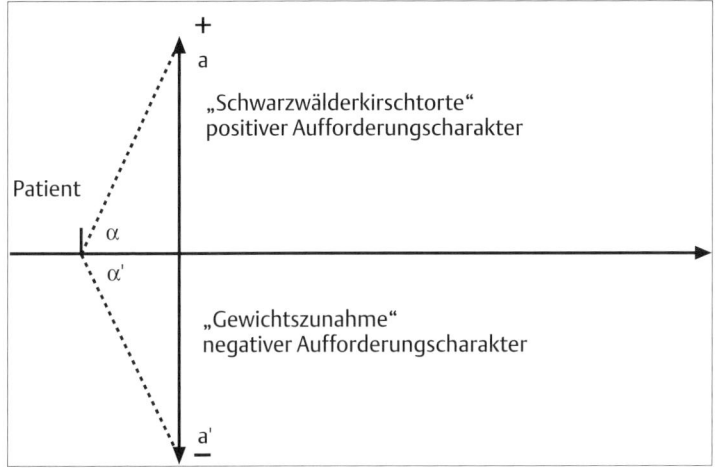

Abb. 41   Ausgeglichener Appetenz-Aversionskonflikt

quenzen der zu erwartenden Gewichtszunahme, denn die subjektive Gewichtung der positiven wie der negativen Konsequenz ist gleich stark (Winkel $\alpha = \alpha'$). Der Patient wäre theoretisch „handlungsunfähig", da er sich in einem ausgewogenen Appetenz-Aversionskonflikt befindet, Lust und Frust halten sich die Waage.

Werden aber jetzt die Zeitverhältnisse (Kontingenz) verändert, so ergeben sich unterschiedliche Aufforderungsgradienten (Winkel α vs. α'). Die Gewichtszunahme ist viel später zu erwarten als das Geschmackserlebnis durch die Schwarzwälderkirschtorte, dadurch vergrößert sich der Aufforderungsgradient für die Torte und wird verhaltensbestimmend (Abb. 42).

Diese Konstellation ist typisch und häufig wiederkehrend für das Eßverhalten, da die angenehmen Konsequenzen sofort, die unerwünschten Folgen aber zumeist wesentlich später eintreten. Dieses Modell läßt auch unmittelbar erkennen, warum der Hinweis auf gesundheitliche Beeinträchtigungen durch ungünstiges Ernährungsverhalten so wenig verhaltenswirksam sind. Für die Adipositastherapie sollten daher Verhaltensziele definiert werden, die in möglichst kurzer Zeit realisiert werden können. Die „Belohnung", die eine Gewichtsabnahme für eine verminderte Konfektionsgröße darstellt, tritt erst nach ca. 7 kg ein und kommt daher zumeist zu spät und wirkt wenig verhaltensstabilisierend. Es liegt nahe, kleinere Teilziele zu vereinbaren, die in einem überschaubaren Erwartungshorizont erreicht werden können. Dieses Prinzip nennt man in der Verhaltenstherapie „Token economy". So eignen sich z.B. Spielmarken als Verstärker, wenn statt eines fetthaltigen Kuchen ein Stück Sandkuchen ver-

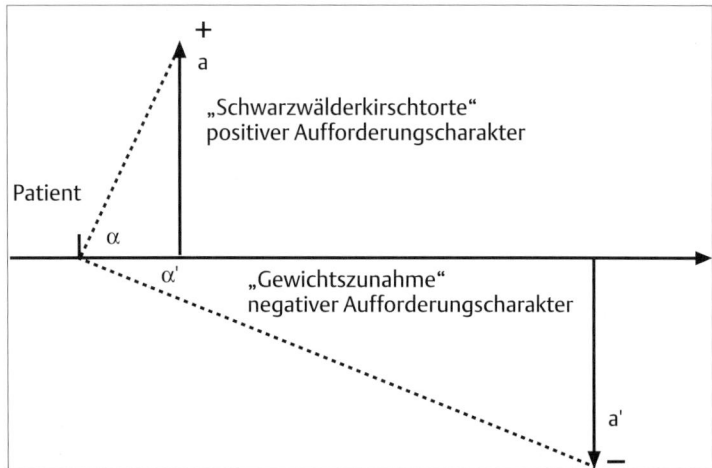

Abb. **42**   Latenz des negativen Aufforderungscharakters

zehrt wird. Die Spielmarke kann sofort in eine Spardose eingeworfen werden. Für 50 Spielmarken kann sich die Patientin ein neues Kleid kaufen. Durch Token economy wird der große Verstärker „Kleid" in 50 kleine Verstärker mit kurzfristiger Wirkung aufgelöst.

Das Prinzip der Erfolgssicherung hat in der Adipositas eine ganz wesentliche Funktion, da alle Patienten durch ihre Vorerfahrung mit dem Gewichtsmanagement zahllose Mißerfolge erlebt haben. Der Arzt kann durch die behutsame Definition von Zielvorgaben dem Patienten zu Erfolgen verhelfen. Wird mit dem Patienten eine Gewichtsabnahme von 8 kg in zwei Monaten vereinbart, so stellt ein tatsächlicher Gewichtsverlust von 5 kg einen eklatanten Mißerfolg dar, der den Patienten demotiviert. Hätte in dem gleichen Fall der Arzt eine Gewichtsabnahme von 4 kg vorgeschlagen, so wäre das gleiche Abnahmeergebnis zu einem großen Erfolg geworden. Der weitere Kunstfehler in diesem Beispiel liegt in der zu langen Zeitspanne von zwei Monaten. So wäre eine Vorgabe von 1 kg für die kommenden zwei Wochen ein realistisches Zwischenziel, das den Patienten stärker motiviert. Die Langsamkeit der Gewichtsabnahme zeigt aber auch, daß Zielvorgaben, die sich am Gewicht orientieren, im lerntheoretischen Sinn wenig geeignet sind, da die Kontingenzverhältnisse ungünstig sind.

7.2   Verhaltensänderung

Für die Praxis muß vor allem noch ganz eindeutig zwischen *Zielvorgaben* und *Maßnahmen* unterschieden werden, die dem Patienten ermöglichen, sein Ziel erreichen zu können. Oft werden in der Sprechstunde nur Ziele besprochen, die der Patient erreichen sollte. „Nehmen Sie zunächst drei Kilo ab", „Essen Sie weniger Fett", „Bewegen Sie sich mehr" oder „Sie müssen mehr Gemüse essen". Alle diese Vorgaben beschreiben Ziele, die nützlich und sinnvoll sind, doch dem Patienten wird damit kein Anhaltspunkt geboten, mit welchen Maßnahmen er diese Ziele erreichen kann. Die Zielvorgaben sind zudem unscharf definiert, so daß der Patient nicht einmal beobachten kann, ob er einen Erfolg erzielt hat. Begriffe wie „weniger" oder „mehr" eignen sich nicht als Vorgaben, denn der Patient kann nicht feststellen, ob er nun wirklich „mehr" oder „weniger" gegessen hat. Der Arzt sollte aber dafür sorgen, daß der Patient ein Erfolgserlebnis erfährt. Die Zielvorgaben müssen daher konkret und präzise sein, damit überhaupt eine Selbstbewertung vorgenommen werden kann.

"Versuchen Sie in der kommenden Woche, mit einem halben Päckchen Butter auszukommen. Zählen Sie, wie oft Sie das Streichfett weglassen können, wenn Sie Wurst- oder Käsebelag essen". Das wäre eine konkrete Maßnahme, die helfen kann, das Ziel „weniger Fett" zu erreichen. Wenn konkrete und präzise Ziele und Maßnahmen formuliert werden fällt auf, daß zunächst einmal die Ausgangssituation bestimmt werden muß. Erfaßt werden muß die Verhaltensgröße, die verändert werden soll. Die Vorgabe „eine Tafel Schokolade am Tag zu essen" kann für eine Patientin eine zu knappe Vorgabe sein, weil sie gewohnheitsmäßig drei Tafeln am Tag konsumiert. Für eine andere Patientin, die nur einen Riegel am Tag ißt, kann diese Vorgabe unangemessen hoch sein. Es gibt also keine Standardempfehlungen, sondern alle Ziele und Maßnahmen müssen an der individuellen Basis orientiert sein.

Verhaltensänderungen müssen vom Patienten kontrolliert werden, denn diese Veränderungen bedeuten ein anderes Verhaltensprogramm als die bisher etablierten Gewohnheiten. Diese Verhaltenskontrolle basiert ihrerseits wieder auf einer Verhaltensbewertung, die dem Patienten angibt, in welcher Richtung er verändern soll. Diese Bewertung kann allerdings nur vorgenommen werden, wenn zuvor eine Verhaltensbeobachtung erfolgte, also bewußt erkannt und registriert wurde, welche Eßgewohnheiten überhaupt bestehen. So basiert jede erfolgreiche Verhaltensänderung auf einem Training in drei Schritten:

> Verhaltensbeobachtung
> Verhaltensbewertung
> Verhaltenskontrolle

Der Beratungsprozeß des adipösen Patienten selbst gliedert sich in 4 Phasen, die aufeinander abgestimmt werden.

7.2.1   1. Schritt: Verhaltensdiagnose

Es geht um die Standortbestimmung, also die Ausgangslage (Baseline) des individuellen Ernährungsverhaltens. Bewährt haben sich verschiedene Methoden, um das Ernährungsverhalten des Patienten zu erfassen. Zumeist wird ein 7-Tage-Ernährungsprotokoll geführt, in das der Patient alles einträgt, was er ißt und trinkt. Diese Notizen können frei aufgeschrieben oder in Formularblätter z. B. als Strichliste eingetragen werden. Die Woche ist für den Patienten gleichzeitig eine Phase der Selbstbeobachtung, die zumeist bereits zu einer Gewichtsabnahme führt, da dem Patienten zunehmend bewußt wird, was er alles ißt und trinkt, und er schon spontane Änderungen vornimmt. Daher lassen Ernährungstagebücher zumeist die Nahrungsmengen unterschätzen. Verwendet werden können auch Nahrungslisten, in denen der Patient angibt, wie gerne (Food-Preference) oder wie häufig (Food-Frequency) er diese Lebensmittel und Speisen verzehrt. Mit verschiedenen PC-Programmen können diese Daten ausgewertet werden, so daß ein Anhaltspunkt vorliegt, welche Lebensmittel der Patient verwendet, wieviel Fett, Kohlenhydrate oder Protein er aufnimmt. Zusätzlich können weitere Tests zum Eßverhalten oder andere Fragebögen gegeben werden (Siehe auch *Erfassung des Eßverhaltens*).

Ziel der Verhaltensdiagnose ist es einen möglichst umfassenden Einblick in das spezifische Eßverhalten des Patienten zu bekommen, ähnlich wie die Labordiagnose den gesundheitliche Situation des Patienten abschätzen läßt. Die Diagnose bietet Anhaltspunkte für die weitere Planung.

7.2.2   2. Schritt: Zieldefinition

Die Kenntnisse aus der Verhaltensdiagnose werden in diesem Schritt aus ernährungsmedizinischer Sicht bewertet. Aufgrund der Stoffwechselsituation, des Körpergewichts und anderer Parameter werden alle notwendigen Änderungen im Ernährungsverhalten des Patienten als Zielgrößen festgelegt, unabhängig davon, ob der Patient die Ziele erreichen kann oder will. Es ist eine Beschreibung des optimalen Ernährungsverhaltens, das größtmöglichen therapeutischen Nutzen verspricht. Konkret kann das im Einzelfall heißen: statt täglich 110 g Fett sollten nur noch 50 g Fett verzehrt werden. Der Body Mass Index von 39 muß auf 29 reduziert werden. Die Kohlenhydrate sind von 39 Energieprozent auf 50 Energieprozent zu steigern. Der Alkoholkonsum muß von 80 g/d auf 20 g/d reduziert werden. Fettreiche Süßigkeiten, die bei über 150 g/d liegen, sollten weniger verzehrt und durch fettarme Produkte ersetzt werden.

7.2.3   3.Schritt: Zielhierarchie

Dieser Schritt muß gemeinsam mit dem Patienten erarbeitet werden. Es geht darum, alle in der Zieldefinition festgelegten Veränderungen dem Patienten vorzustellen und ihn einschätzen zu lassen, wie groß für ihn subjektiv der Verhaltensaufwand ist, um die einzelnen Ziele umzusetzen. Bei diesem Gespräch muß der Patienten ermutigt werden, offen zu sagen, welche Probleme und Schwierigkeiten er vorausahnt, was er sich wirklich zutraut und auch zutrauen will. Vorschnelle Zugeständnisse führen zu einer unrealistischen Planung und damit zu Mißerfolgen, die grundsätzlich zu vermeiden sind. Letztlich wird eine aus subjektiver Patientensicht zusammengestellte Zielhierarchie festgelegt, die im Training dann schrittweise als Zielvorgabe dient. Um das Prinzip der Erfolgssicherung nicht zu gefährden, muß mit dem Ziel begonnen werden, das dem Patienten relativ leicht fällt. Die Zielvorgaben mit höherem Verhaltensaufwand werden erst dann angestrebt, wenn die Zielvorgaben mit geringerem Verhaltensaufwand erfolgreich bewältigt sind.

7.2.4   4. Schritt: Maßnahmenplanung

Für das erste Ziel (mit relativ geringem Verhaltensaufwand) müssen in diesem Schritt konkrete Maßnahmen geplant werden, mit denen es realistisch möglich ist, das Ziel oder zunächst ein Teilziel zu erreichen. Die Verhaltensdiagnose hat die Ausgangssituation beschrieben, die jetzt in Schritten verändert wird. Das Anspruchsniveau wird dabei so festgesetzt, daß Erfolge wahrscheinlich sind.

Bei der Maßnahmenplanung muß auch das Prinzip der *flexiblen* Kontrolle im Vordergrund stehen, damit nicht die Gegenregulation („Jetzt ist es auch egal") ausgelöst und damit Mißerfolg induziert wird. *Rigide* Verhaltensstrategien folgen dem „Alles-oder-Nichts-Prinzip", sie sind an Begriffen wie „immer", „nie mehr", „keine" oder „nur noch" zu erkennen. Ein Patient, der sich vornimmt, „nie mehr Alkohol zu trinken" oder „nur noch Vollkornbrot zu essen" erlebt, daß seine gesamte Verhaltenskontrolle zusammenbricht, wenn er „nur einen Schluck Alkohol" trinkt oder „nur eine Scheibe Toast" ißt. Diese diätetisch unbedeutenden Ereignisse haben psychologisch eine immense Bedeutung, denn die Selbstkontrolle kollabiert in der Gegenregulation „Jetzt habe ich mich wieder nicht daran gehalten. Jetzt ist es auch egal". Dieser Mißerfolg beeinträchtigt das Selbstwertgefühl, destabilisiert das Verhalten und reaktiviert die „alten Gewohnheiten". *Flexible* Kontrolle darf nicht mit Liberalität verwechselt werden, denn sie gibt auch konkrete und präzise Vorgaben, die einzuhalten sind, die jedoch nicht gleich bei eigentlich unbedeutenden Ereignissen zum Zusammenbruch des Kontrollsystems führt. *Flexible* Kontrollstrategien bieten die Möglichkeit zur Verhaltenskorrektur.

Flexible Kontrolle basiert auf der Wechselwirkung von Quantität und Zeitspanne. Während bei der *rigiden* Kontrolle das Zeitfenster theoretisch unendlich („immer") und die Quantität bei 0 % oder 100 % fixiert wird, ist bei der *flexiblen* Kontrolle der Quotient von Quantität und Zeit grundsätzlich eine einheitliche und anzugebende Größe, wobei sowohl Quantität und Zeit im Bereich des Zahlenraumes zwischen 5 bis 20 liegen sollten. Wird im Baseline-Verhalten gewohnheitsmäßig täglich 1 Tafel Schokolade verzehrt, so zielt die *Flexible* Kontrolle (es ist Kontrolle!) auch auf eine Reduktion, z. B. 6 Tafeln in der Woche oder 24 Tafeln im Monat. Da die Beobachtungsstrecke, aber auch die Verzehrsvorgabe durch den Patienten unmittelbar überschaubar sein muß, werden Zeitraster und Mengenvorgabe dieser Forderung soweit angepaßt, daß keine *rigide* Kontrolle resultiert. Das Zeitraster von einem Tag wäre in diesem Beispiel zu klein, da die Mengenvorgabe auf die wenig überschaubare Einheit „knapp eine Tafel Schokolade" schrumpfte und eine Gegenregulation wahrscheinlich wäre. Die Vorgabe von 312 Tafeln im kommenden Jahr würde das Zeitfenster unkontrollierbar weit öffnen.

Die Zielvorgabe sollte zunächst knapp unter dem Baselinewert liegen, um das Anspruchsniveau nicht zu hoch zu setzen. Eine Unterschreitung solcher Zielvorgabe ist möglich und wird als Erfolg erlebt. Selbst eine Reduzierung der Quantität auf Null unter solchen Bedingungen ist möglich und dennoch keine *rigide* Kontrolle, da die Vorgabe nicht auf Null gesetzt war und dadurch auch bei Verzehr einer bestimmten Menge keine Gegenregulation ausgelöst worden wäre.

So haben sich in der Praxis Vorgaben bewährt, die folgende Voraussetzungen erfüllen (BW = Baselinewert, ZV = Zielvorgabe, ZF = Zeitfenster):

- BW = 1 Ei/Tag; ZV = 6 Eier; ZF = 7 Tage/1 Woche
- BW = 6 „Viertele" Wein/Woche; ZV = 20 „Viertele"; ZF = 30 Tage/1 Monat
- BW = 3 Stück Obst/Woche; ZV = 6 Stück Obst; ZF = 7 Tage/1 Woche
- BW = 1 Scheibe Vollkornbrot/Woche; ZV = 6 Scheiben Vollkornbrot; ZF = 30 Tage/1 Monat

Heißhungerattacken und unkontrollierte Eßanfälle, die auch als Binge Eating Disorder (BED) beschrieben werden (siehe auch *Eßverhalten*), können in gewisser Weise auch als Gegenregulationsphänomen beschrieben werden. Patienten mit einem stark *rigiden* Eßverhalten (z. B. Bulimia nervosa) kommen in eine Eßattacke, wenn sie ein unerlaubtes oder verbotenes Lebensmittel gegessen haben. Dieser erste kleine Schritt hat psychologisch eine enthemmende Wirkung, da das gesamte Kontrollsystem außer Kraft gesetzt wird. In der Kommunikation mit Patienten muß das Prinzip der *flexiblen* Kontrolle intensiv besprochen werden, da in der Praxis eine spontane Bereitschaft beobachtet wird, daß Patienten sich selbst unter *rigide* Kontrollstrategien setzen. Es scheint eine dem Menschen sehr naheliegende Idee zu sein, ab sofort auf etwas Ungünstiges total verzichten zu wollen – ohne zu realisieren, daß diese strenge Vorgabe kaum erfüllbar ist (wie auch die Vorsätze an Sylvester). Die Überflußbedingung, unter der wir heute leben, erschwert offenbar die Durchsetzung von rigider Kontrolle. In der *flexiblen* Kontrolle wird daher auch ein dem Überfluß angemessenes Verhaltensmanagement gesehen.

7.2.5 Fazit

Das Prinzip der Erfolgssicherung muß die langfristige Adipositastherapie begleiten. Unterstützt wird die Erfolgswahrscheinlichkeit

durch realistische Zielvorgaben,
nach subjektiver Einschätzung der Verhaltenspotentiale des Patienten,
durch ein Training in kleinen Schritten mit Teilzielen,
durch konkrete und präzise Maßnahmen,
die eine *flexible* Verhaltenskontrolle mit Korrekturmöglichkeit bietet.

7.3 Umgang mit Mißerfolgen

Dennoch lassen sich Rückschritte und Mißerfolge nicht grundsätzlich ausschließen. Der Versuch, ein Ernährungsverhalten zu ändern, das in jahrzehntelangen Lernprozessen etabliert wurde, ist schwierig, weil eine permanente kognitive Kontrolle aktiviert werden muß, bis sich die neuen Verhaltensweisen in Gewohnheiten ausgebildet haben. Dieser Prozeß kann unter Umständen Jahre dauern. Nach liegen keine Studienergebnisse vor, die eine Abschätzung erlauben, wann neue Elemente im Eßverhalten so habitualisiert sind, daß sie gewohnheitsmäßig ohne bewußte Kontrolle ablaufen. Das ist auch der Grund für Mißerfolge im Training, die regelmäßig dann eintreten, wenn durch gravierende Lebensereignisse die Selbstkontrollfähigkeit des Patienten herabgesetzt wird. In solchen Streßsituationen schieben sich die eingeschliffenen Verhaltensmuster sofort wieder in den Vordergrund. Partnerkonflikte, Probleme am Arbeitsplatz oder finanzielle Sorgen sind solche Belastungen, die während einer Adipositastherapie sehr schnell zur Gewichtszunahme führen.

Wenn es möglich ist, sollte diese Erfahrung bei der Planung des Beginns der Adipositastherapie berücksichtigt werden. Es ist wenig hilfreich für den Patienten, in solchen Belastungssituation mit der Therapie zu beginnen. Auch wenn Belastungen und Konflikte in naher Zukunft absehbar sind, sollte die Therapie zurückgestellt werden. Jeder Mißerfolg, den der Patient als solchen erlebt, stellt eine psychische Belastung dar und schwächt die Motivation für einen weiteren Versuch.

Mißerfolge sind subjektive Bewertungen eines Erlebnisses. Mißerfolge sind nicht objektiv definiert. Ein treffliches Beispiel sind die neuen amerikanischen Erfolgskriterien für die Gewichtsabnahme. Nahezu alle Patienten würden, wenn sie bis knapp auf 5 % unter ihr Ausgangsgewicht zugenommen haben, dieses als Mißerfolg erleben, während die amerikanische Expertenkommission in diesem Fall von einem Erfolg spricht. Die „Leichtigkeit", mit der eine „garantierte Gewichtsabnahme von 10 kg in 14 Tagen ohne zu hungern" in Medien und Werbung propagiert wird, hat zu der verbreiteten Einstellung geführt, daß jedes Kilogramm Gewichtszunahme nach einer Reduktionsmaßnahme als Mißerfolg empfunden wird.

Eine sinnvolle Mißerfolgsprophylaxe besteht also auch darin, mit dem Patienten zusammen im Gespräch festzulegen, was als Erfolg oder Mißerfolg zu gelten hat, damit nicht Ereignisse, die vorkommen müssen oder gar unvermeidbar sind, vorschnell als Mißerfolg erlebt werden. Das betrifft insbesondere die Wiederzunahme des Gewichts nach einer aktiven Reduktionsphase, in der zwangsläufig Verschiebungen im Flüssigkeitshaushalt stattfinden, aber auch Protein abgebaut wird, so daß ein leichter Gewichtsanstieg zunächst unvermeidlich ist. Es ist nicht einfach, aber durchaus sehr sinnvoll, die Einstellung des Patienten dahingehend zu prägen, daß nicht das Gewicht auf der Waage das ausschließliche Kriterium ist, an dem alle Bemühungen gemessen werden sollten. Die positiven Veränderungen der Laborparameter z. B. sollten als wichtige erfolgsrepräsentierende Merkmale in den Vordergrund gestellt werden.

Wichtig ist auch, wie der Patient selbst die Ursachen seines Übergewichts bewertet. Hier gibt es eine große Spannweite von Patient zu Patient, von externaler Schuldzuweisung (Vererbung) bis hin zu internaler Schuldübernahme („Ich esse viel zu viel"). Nachdem die Wissenschaft zunächst jahrzehntelang das Prinzip der Energiebilanz in den Vordergrund gestellt hat und damit auf die relativ übermäßige Nahrungsaufnahme des Adipösen rekurrierte, werden heute biologische Einflußfaktoren als wichtige Determinanten diskutiert. Inzwischen haben sich mehr und mehr adipöse Patienten allerdings der jahrelangen Schuldzuweisung unterworfen, so daß jedes unerwünschte Ereignis im Verlauf der Therapie als persönliches Versagen gewertet wird. Diese Internalisierung von Mißerfolgen mit Schuldanerkenntnis stellt keine günstige Voraussetzung für eine dauerhafte Motivation in der Therapie dar, da dadurch auch Selbstwertzweifel vermehrt werden.

Die gegenwärtige Forschungssituation rechtfertigt durchaus, den Adipösen von persönlicher Schuld freizusprechen. Das biologische Fettspeicherprogramm ist ohne Zweifel eine sehr effektive Überlebensstrategie der Evolution, das auf Mangel und verknappte Nahrung optimiert ist. Essen und Trinken wie im Schlaraffenland kollidiert mit diesem biologischen Programm und kehrt den Überlebenseffekt dadurch in eine gesundheitliche Beeinträchtigung um. So gesehen trifft den adipösen Patienten keine (moralische) Schuld, denn er hat weder sein Übergewicht bewußt angegessen noch hat er sich wesentlich anders verhalten als Menschen, die bei gleicher Nahrungsenergie schlank bleiben.

Nicht Schuld ist das Gesprächsthema in der Adipositastherapie, sondern die Chance der Verantwortung, trotz der biologischen Voraussetzungen etwas für die eigene Gesundheit zu tun. Die Fettspeicherfähigkeit des Adipösen ist unter Überflußbedingungen so etwas wie ein „Handicap", eine Art „Behinderung". Die genetischen Grundlagen sind, nach allem was bis heute bekannt wurde, nicht in der Weise dominant, daß Menschen unabhängig von Umweltfaktoren zur Adipositas schicksalhaft prädisponiert sind. Es gibt Spielraum, den zu nutzen eines der Hauptziele der Adipositastherapie ist. Diese Sichtweise kann adipöse Menschen motivieren, statt Schuld und Schicksal zu beklagen mehr die Chancen zu nutzen, die die moderne Therapie mit den diätetischen Prinzipien und dem Verhaltensmanagement bietet. Der „Rückfall" oder der „Mißerfolg" ist als Ergebnis solcher Sichtweise nichts anderes als ein Trainingsstillstand, der wieder aufgeholt werden kann.

7.4 Überlegungen zu konkreten Praxisproblemen

7.4.1 Festlegung des Zielgewichts: Wieviel sollte abgenommen werden?

Auch wenn es grundsätzlich wünschenswert erscheint, den Normalgewichtsbereich zwischen BMI 20 bis BMI 25 zu erreichen, ist dieses Ziel für adipöse Patienten zumeist unrealistisch. Die dazu notwendige Zeitspanne ist viel zu groß, um das Durchhaltevermögen zu stärken. Realitätsnäher dagegen ist ein Anspruchsniveau, daß auf eine Gewichtsabnahme von 10 % unter dem Ausgangsgewicht abzielt. Zudem sind ca. 10 Kilo Gewichtsabnahme bei Patienten im Bereich von ca. 100 kg tatsächlich ein großer Erfolg, der –wenn er stabilisiert werden kann – bereits weit über die neuen Erfolgskriterien hinausgeht (Committee to Develop Criteria for Evaluating the Outcomes of Approaches to Prevent and Treat Obesity 1995). Liegt das Ausgangsgewicht noch höher, sollte als erstes Ziel eine Abnahme von 5 % angestrebt werden. Natürlich hängt es auch von der gewählten Therapieform an. Medikamentöse Behandlung, unterstützt durch diätetische Maßnahmen und Aktivitätssteigerung vermögen nicht mehr als ein Kilogramm/Woche im Durchschnitt zu erzielen. Werden dagegen Formula-Diäten eingesetzt, sind Gewichtsabnahmen von zwei Kilogramm/Woche realistisch, aber nur dann sinnvoll und verantwortbar, wenn diese Maßnahme in ein überdauerndes, langfristiges Verhaltenstraining integriert wird.

Oft verlangen Patienten nach einer höheren Zielvorgabe, da sie „bei ihrem Gewicht die zehn Kilogramm gar nicht merken". Ein Gespräch mit dem Patienten über seine Vorerfahrungen bestätigt ihm selbst, daß nach der Gewichtsabnahme, die primär ins Auge gefaßt wurde, regelmäßig ei-

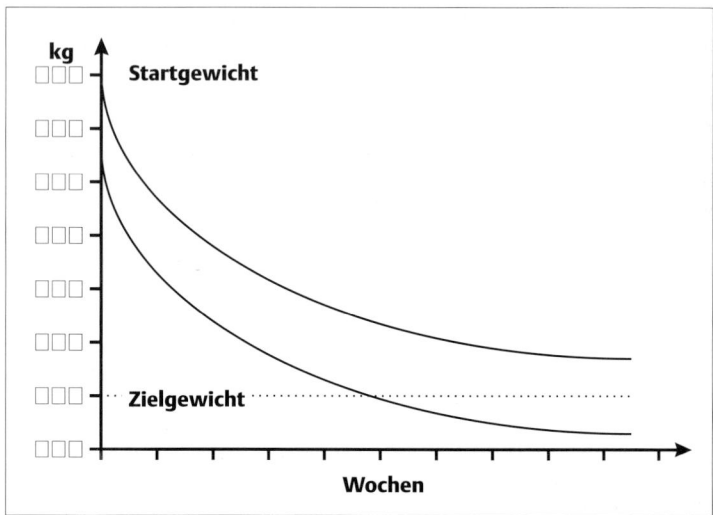

Abb. **43**   Zielgewichts-Vorgabe mit Schwankungsbereich

ne Wiederzunahme stattgefunden hat. Wichtiger ist daher, jedes Kilogramm Gewichtsabnahme zu stabilisieren. Nicht das Ausmaß der Abnahme zu Beginn ist das Ziel, sondern die Bewahrung der erreichten Gewichtsabnahme. Wenn 10 % Gewichtsabnahme stabilisiert seien, könne nochmals ein weiterer „Anlauf" gemacht werden. Und im übrigen müsse jeder, der unbedingt 20 Kilogramm abnehmen wolle, auf diesem Wege zunächst einmal die zehn Kilogramm erreicht haben.

Stimmt der Patient dieser Zielsetzung zu, macht es durchaus Sinn, zunächst das „Halbzeitresultat" von 5 % als erstes Teilziel anzusetzen. Außerdem sollten auch die Veränderungen der Laborparameter als Zielgrößen definiert werden, da sich hier schneller Veränderungen zeigen, die zur Motivation genutzt werden können. Die Body oder Bio Impedance Analyse (BIA), die den absoluten oder prozentualen Fettgehalt des Körpers schätzen (nicht messen!) läßt, kann, wenn mit Vorsicht und Bedacht gehandhabt, als Motivationshilfe dienen, insbesondere, wenn durch zusätzliche aktive Bewegung Muskelmasse aufgebaut wurde, deren Gewicht den Abbau von Fettgewebe auf der Waage kompensiert. Allerdings können die handelsüblichen Geräte, die nicht den Fettgehalt messen, sondern über den elektrischen Widerstand im Körper auf den Wassergehalt schließen und anschließend auf den Fettgehalt interpolieren, Fehlwerte liefern, die den Arzt und Patienten irritieren können.

Dem Patienten sollte eine Tabelle oder ein Diagramm mitgegeben werden, um seine Gewichtsdaten einzutragen. Bewährt hat sich, nur einmal in der Woche (Sonntagsgewicht) zu messen, da auch tägliche Messungen durch Schwankungen eher verwirren als informieren. Hilfreich ist auch, die angestrebte Gewichtsabnahmelinie durch einen Schwankungsbereich nach oben und unten zu ergänzen, so daß nicht jede geringe Gewichtszunahme als Abweichung von der programmierten Kurve und damit als „Mißerfolg" erlebt wird. Der Schwankungsbereich hat auch den Vorteil, daß in der ersten Zeit, die zu nachhaltigeren Abnahmen führt, ein Bonus gesammelt werden kann. Die Abbildung **43** gibt ein Beispiel.

7.4.2 Essen in Streßsituationen

Oft berichten Patienten, daß sie ihr Eßverhalten gut kontrollieren können, ihnen die Kontrolle aber dann entgleitet, wenn sie unter Streß geraten. Ärger, Aufregung, Anspannung und Überlastung sind häufig solche Bedingungen, die ein starkes Eßbedürfnis steigern. Häufiger aber noch kommt es in eher unterfordernden Streßsituationen, wie Langeweile, Kummer, Trauer und persönlichen Konflikten zu dem unkontrollierbaren Essen. Verbreitet ist auch die sogenannte „Vermeidungsreaktion", die dann eintritt, wenn ein Patient eine unangenehme Aufgabe zu erledigen hat. Ständig mit unangenehmen Gedanken an diese Aufgabe beschäftigt, vermeidet er die unmittelbare Auseinandersetzung mit der Aufgabe und füllt die Zeit mit Essen. Typisch berichtete eine Patientin, die täglich zu Mittag den Frühstückstisch ihrer Familie unaufgeräumt vorfindet, daß sie der unangenehmen Aufgabe entrinnt, in dem sie sich den Frühstücksresten zuwendet. Hier besteht die „Therapie" in der Motivation der Tochter, die es immer versäumt, den Tisch aufzuräumen, wenn sie als letzte das Haus verläßt.

Im Gespräch wäre abzuklären, welche Auslöser im konkreten Fall zum Essen führen. Sind es objektive Streßsituationen, wie Überlastung, Überforderung, Überbeanspruchung in Beruf oder Familie sollte immer versucht werden, den Streß selbst zu mildern. In diesen Situationen besteht eigentlich kein primäres „Eßproblem", sondern ein Lebensproblem, das sich im Essen niederschlägt. Auch Langeweile ist sinnvoller mit einem aktiven Freizeitprogramm zu therapieren als mit dem Versuch, in solchen Situationen auf das Essen zu verzichten. Sind die Streßauslöser in der subjektiven Einstellung des Patienten begründet (Selbstwertprobleme, Unterlegenheitsgefühle, Selbstunsicherheit), so können hier verhaltenstherapeutische Maßnahmen, wie Selbstsicherheitstrainings helfen. In besonderen Fällen ist auch autogenes Training oder progressive Muskelrelaxation angezeigt.

Unabhängig aber von allen diesen zusätzlichen Methoden der Streßverarbeitung und Streßbewältigung, die hilfreich sein können, bleibt ein Aspekt, der offenbar als Ergebnis eines langjährigen Lernprozesses etabliert wurde: Der Verzehr bestimmter (kohlenhydrat-und/oder fettreicher Speisen) aktiviert via Tryptophan-Einstrom ins Gehirn die Serotonin-synthese und stimuliert so eine positiv empfundene Befindlichkeit. Unter Sibutramin kommt es – über einen anderen Weg – zu einem vergleichbaren serotonergen Effekt, so daß in solchen Situationen insbesondere das „Zwischendurchessen" vermindert wird. Der Hinweis an den Patienten, in seinen spezifischen Situationen, in denen er gelernt hat, sich mit Essen wohler zu fühlen, nichts zu essen, kann daher nicht dauerhaft funktionieren.

Wenn Patienten eindrucksvoll schildern, daß in solchen Situationen das mit dem ersten „verbotenen Bissen" aufkommende schlechte Gewissen die Schuldgefühle verstärkt, die ihrerseits den Streß steigern und zu weiterer Nahrungsaufnahme stimulieren, so muß versucht werden, diesen Teufelskreis zu durchbrechen. Als Modellbeispiel kann der Patient informiert werden, daß sein Gehirn in diesen Situationen auf „Nahrung" angewiesen ist, daß er also nicht etwas Verbotenes macht, sondern etwas völlig natürliches, nämlich der Inneren Stimme zu folgen. In gewisser Weise ist die Nahrung eine „Droge", um zu einem besseren Gefühl zu kommen. Dagegen mit Willensstärke anzugehen, endet meist in einem noch größeren Heißhungeranfall. Für solche Situationen kann der Patient Vorsorge treffen. Fettarme Kohlenhydrate erfüllen auch den „Trosteffekt", ohne die Gewichtsabnahme stark zu belasten. Im Sinne der *flexiblen* Kontrolle kann empfohlen werden, eine definierte Menge an Lebensmitteln für solche Situationen bereitzustellen. Das Gefühl, jetzt essen zu dürfen, weil für diesen Zweck Lebensmittel direkt bereit stehen, mildert manchmal sogar das Eßbedürfnis selbst. Es wird bewußt, daß man die Mengen für andere Situationen, die noch gravierender sind, sparen kann. So gelingt bisweilen die Erfahrung, eine Streßsituation auch ohne Essen durchgestanden zu haben.

In gleicher Weise wirkt ein „Joker", den der Patient erhält. Im Konfliktfall kann er den Joker (sozusagen ein Gutschein) bei sich selbst einlösen. Der Joker signalisiert „Du darfst", erfordert aber gleichzeitig eine kognitive Entscheidung, ob es sich lohnt, ihn jetzt einzusetzen. Im Sinne der *flexiblen* Kontrolle gibt es abgezählt viele Joker, die natürlich nicht unbegrenzt zu Verfügung sind.

Ziel dieser Verhaltensstrategien ist es, zunächst eine Steuerung der Lebensmittel zu erreichen, die in solchen Streßsituationen verzehrt werden (fettarm). Mittelfristig kann dann gelernt werden, solche Situationen auch ohne Nahrungsaufnahme zu überstehen. Doch das ist ein sehr langer Trainingsprozeß, weil konditionierte Reiz-Reaktionsverkopplungen gelöst und durch andere ersetzt werden müssen.

7.4.3 Gewichtsstagnation, Zielgewicht wird nicht erreicht

Nach anfänglich guter Gewichtsabnahme und einer durch Erfolgserleben positiv unterstützten Motivation kommt es sehr häufig zu einer Stagnation der Gewichtsabnahme, die von Patienten zumeist als „Gewichtsstillstand" bezeichnet wird. Gewöhnlich beschreiben die Patienten ihr Eßverhalten als gut kontrolliert („esse weiter ganz wenig"), aber das Gewicht reduziere sich nicht weiter. Bei jeder Gewichtsabnahme verringert sich die Muskelmasse, und in Abhängigkeit davon der Grundumsatz, mehr oder weniger stark. Erhebliche Absenkung des Grundumsatzes findet unter Null-Diät statt (bis zu 40 %), bei Aufnahme von mindestens 50 g/d an hochwertigem Protein ist die Absenkung geringer (bis zu 15 %). Auf der anderen Seite fördert die initiale Gewichtsabnahme mit dem Erfolgserleben durchaus die Tendenz, die Nahrungsaufnahme nicht mehr ganz exakt zu kontrollieren. Diese beiden gegenläufigen Mechanismen können sich verstärken und einen Grund für die Gewichtsstagnation darstellen. So wird zumeist eine Gewichtsabnahme wieder eingeleitet, wenn der Patient gebeten wird, wiederum ein Ernährungstagebuch zu führen, was die Selbstbeobachtung und Selbstbewertung steigert. Vermehrte körperliche Aktivität ist ebenfalls unterstützend wirksam.

Kurzfristige Abnahmepausen werden häufig aber auch durch nachfolgende, höhere Gewichtsabnahmen kompensiert. So kann mit dem Patienten der bisherige Verlauf auf dem Abnahmediagramm besprochen werden. Solange die Interpolation der Abnahmekurve in die Zukunft nicht aus dem vorgegebenen Bereich hinausläuft, ist eine Stagnation ein „normales" Ereignis.

Wurde dem Patienten empfohlen, eine fettkontrollierte, kohlenhydratliberale Kost zu verzehren, kann eine Gewichtsstagnation auch bedeuten, daß zu diesem Zeitpunkt die Chancen, die eine Fettreduktion bietet, „ausgereizt" sind. Um eine noch intensivere Gewichtsabnahme zu erreichen, müssen dann auch die Kohlenhydrate reduziert werden, um die Energiebilanz noch stärker zu negativieren. Patienten, wie z.B. kleinwüchsige Frauen mittleren Lebensalters, die mehrere Diäten durchlebt haben und sich wenig bewegen, haben u.U. einen Gesamtenergieverbrauch von ca. 1500 bis 1700 kcal, so daß auch eine fettkontrollierte, kohlenhydratliberale Ernährung, die 1200 bis 1500 kcal/d liefert, nicht mehr zu meßbaren Gewichtsabnahmen führt.

Ist eine solche Bedingung wahrscheinlich, kann auch an den Einsatz von Formula-Diäten (700–800 kcal/d) gedacht werden, denn eine weitere Einschränkung einer Mischkost aus Lebensmitteln des Marktes kann längerfristig zu unvertretbaren Defiziten in der Zufuhr der Mikronährstoffe führen (ggf. Vitamine und Mineralstoffe supplementieren).

7.4.4   Gesteigerter Süßhunger

Neben unspezifischen Heißhungerattacken leiden manche Patienten unter einem sehr spezifischen Bedürfnis, das sich auf Süßigkeiten, insbesondere Schokolade, richtet. Wie beschrieben, muß auch hier zunächst eine umfassende Verhaltensdiagnose im Gespräch durchgeführt werden (was wird wann in welchen Mengen und mit welchem Gefühl, z. B. Stimmungssteigerung, Schuldgefühl, gegessen). Grundsätzlich treffen die Überlegungen auch auf den spezifischen Süßhunger zu. Manchmal ist allein die Empfehlung hilfreich, auf fettarme oder fettfreie Süßigkeiten auszuweichen (z. B. Russisch Brot, Löffelbiskuits, Gummibärchen, Fruchtbonbons, etc.).

Als *flexible* Kontrollstrategie kann auch empfohlen werden, in solchen Situationen auf keinen Fall auf Süßes zu verzichten (ist für viele Patienten fast ein paradoxer Hinweis!). Als zusätzliche Maßnahme könnte der Patient aber, bevor er einen „süßen Bissen" ißt, ein Streichholz anzünden und abbrennen lassen. Diese wenigen Sekunden konfrontieren den Patienten mit seiner Situation und zwingen ihn, darüber nachzudenken. Es könnte weiterhin vereinbart werden, daß der Patient versucht, nach dieser „Spielregel" z. B. eine Woche mit einer Schachtel Streichhölzer auszukommen, um das Spiel gegen seinen Süßhunger zu gewinnen. Diese Regel erlaubt dem Patienten ebenfalls, seinen Spielraum zu erweitern, in dem er Streichhölzer anspart. Die Möglichkeit, Süßes essen zu können (und vor allem: zu dürfen) mildert häufig bereits das Bedürfnis. Viele Patienten akzeptieren solche Spielregeln und nehmen sie wesentlich ernster als Tips, Ratschläge oder gar Vorschriften.

7.4.5   Die „Ich esse nichts und nehme zu"-Situation

Diese Konstellation ist eine der schwierigsten in der Arzt-Patienten-Beziehung, weil eine physikalische Unmöglichkeit beschrieben wird, an die der Patient aufgrund seiner eigenen subjektiven Erkenntnis aber fest glaubt. Jedes wissenschaftliche Argument gegen die Patientenüberzeugung erzeugt Reaktanz, da der Patient verspürt, daß seine Glaubwürdigkeit durch den Arzt bezweifelt wird. Also wird er bemüht sein, seine Feststellung durch weitere Argumente zu untermauern („Fragen Sie meinen Mann, der kann das bezeugen!").

Natürlich kann versucht werden, mit einem Ernährungstagebuch für mehr Objektivität zu sorgen. Doch wenn der Patient weiterhin annimmt, der Arzt glaube ihm nicht und wolle ihn durch das Tagebuch nur kontrollieren, werden die Resultate des Tagebuches den Patienten bestätigen (500 kcal/d und Gewichtszunahme). Heute weiß man, daß Ernährungstagebücher und Selbstbeobachtungen des eigenen Eßverhaltens ganz erhebliche Fehleinschätzungen enthalten können (siehe auch *Erfassung des*

Eßverhaltens). Diese Personen, denen solche Fehler unterlaufen, werden als „Underestimater" oder „Small Eater" bezeichnet, ohne daß bisher klar ist, wie und warum diese Fehler bei der Einschätzung vorkommen. Im subjektiven Bewußtsein sind diese Menschen tatsächlich „Wenig Esser" und jeder, der diese Tatsache bezweifelt, tut ihnen unrecht.

Ein Ausweg aus solcher Beratungssackgasse besteht darin, die Überzeugung des Patienten zu akzeptieren. Er kommt mit sehr wenig Kalorien aus, ist ein guter Futterverwerter und kann darum nicht abnehmen. Mit dieser aussichtslosen Perspektive könnte der Arzt den Patienten konfrontieren. Im anschließend patienten-zentrierten Gespräch, das den Patienten auf sich selbst zurückführt, wird er selbst über Lösungsmöglichkeiten nachdenken müssen.

Der Arzt kann eine Klärung (nicht Kontrolle!) der Situation anbieten und ein Ernährungstagebuch vorschlagen, um die Vitamine und Mineralstoffe analysieren zu lassen. Je nach Patientenakzeptanz kann auch eine Woche Formula-Diät mit exakt begrenzter Energieaufnahme vereinbart werden, um einen „klinischen Test der Stoffwechselsituation des Patienten" durchzuführen. In solchen Fällen ist (ausnahmsweise) auch die Abgabe eines „Diätplanes" mit vorgegebenen Speisen und Menükomponenten sinnvoll. Schließlich geht es primär zunächst um eine Verbesserung der Selbstwahrnehmung des Patienten, der a priori zum Abnehmen nicht motiviert werden kann, wenn er seiner Überzeugung nachhängt, daß er zunimmt, fast ohne zu essen.

Gezieltes Nachfragen über die Kochtechniken, über Zwischenmahlzeiten (die häufig nicht zum „Essen" gezählt werden), über die Trinkgewohnheiten, über nächtliches Essen, über Besuche in Imbißstuben oder Betriebskantine kann manchmal neue Erkenntnisse bringen. So weiß kaum eine Patientin, die täglich kocht, anzugeben, wieviel Fett (Öl oder Bratfett) sie in der Küche verwendet. Hier kann eine beträchtliche Quelle für „unbewußtes Fett" sprudeln. Ein Klebeband auf der Ölflasche mit Datumsstrichen kann vorgeschlagen werden, um den Ölverbrauch zu kontrollieren. Ebenso eine Datumsangabe beim Butter- oder Margarinepäckchen. Süße Sahne, Crème fraîche, vollfetter Käse und gut streichfähige Würste, Mayonnaise und Salatdressings sind ebenfalls energiereiche Möglichkeiten für ein fettreiches Essen, ohne dies bewußt zu realisieren. Auf der Briefwaage sollte mindestens einmal abgewogen werden, wieviel Streichfett mit dem gewohnten Messerstrich auf das Brot kommt. 10 g Butter oder Margarine pro Schreibe sind für deutsche Verbraucher nicht ungewöhnlich, machen aber bei 5 Scheiben Brot im Jahr kumulativ über 18 Kilogramm Fett aus. Schließlich ist auch der Alkoholkonsum, der die Fettoxidation hemmt, ein wichtiger, aber schwierig zu besprechender Punkt, der eine Gewichtsabnahme stört oder gar die Zunahme fördert. Mehr als 20 g Alkohol am Tag (energieäquivalent zu ca. 15 Gramm Fett) sollten nicht konsumiert werden. Da die Trinkmengen gewöhnlich eine individuell stabile Größe sind, kann zu verdünnten Getränken geraten werden, die im gleichen Umfang genossen den Alkoholeintrag reduzieren. Light-Bier oder alkoholfreies Bier, Radlermaß oder Alsterwasser sowie Weinschorle sind durchaus Alternativen.

7.4.6   Gewicht steigt nach der Abnahme wieder an

Ein häufig zu beobachtendes Ereignis ist der Wiederanstieg des Gewichts, wenn der Patient sein Zielgewicht erreicht hat und dann mit der Stabilisierungsphase beginnt. Wichtig ist, daß zuvor bereits mit dem Patienten ausführlich besprochen wurde, daß es zu einer Zunahme kommen kann, die als „normales" Ereignis zu erwarten ist. Verschiedene Gründe können dabei eine Rolle spielen:

- Im Gespräch ist zu klären, ob sich die psycho-sozialen Bedingungen im Umfeld des Patienten geändert haben, die den Patienten hindern, sein Eßverhalten zu kontrollieren. Oft stellen auch das Erfolgserlebnis und die Erwartung, mit der Kontrolle des Essens jetzt allmählich aufhören zu können, eine Bedingung dar, die zu einer gesteigerten Energieaufnahme beiträgt. Ein Ernährungstagebuch hilft oft, die notwendige Selbstkontrolle wieder bewußt zu machen.
- Wurde während der Gewichtsabnahme nach einem Diätplan gegessen (was im Sinne der *flexiblen* Kontrolle eher ungünstig ist), so ist die Erreichung des Zielgewichts auch gleichzeitig das Ende dieses Diätplans. Danach wird das Eßverhalten wieder „normalisiert", der Patient ißt ohne Plan und kann damit die aufgenommene Energie nicht mehr so genau kontrollieren. Hilfreich ist in einem solchen Fall, wieder einen Eßplan einzuführen, der flexibler ist (z. B. Menübausteine, die in ihrer Zusammensetzung frei gewählt werden können) oder aber ein Ernährungstagebuch führen zu lassen. Prinzip sollte sein, daß so gegessen wird, daß das Gewicht konstant bleibt. Zielgröße ist also nicht die Einhaltung eines bestimmten Eßverhaltens, um die Wirkung auf der Waage zu beobachten, sondern umgekehrt: wie kann gegessen werden, damit das Gewicht sich stabilisiert.
- Bei einer raschen Gewichtsabnahme kommt es – in Abhängigkeit von der Aufnahme biologisch hochwertigen Proteins (Minimum 50 g) – zu einem mehr oder weniger großen Abbau des körpereigenen Proteins (Muskelmasse), der zu einer Absenkung des Grundsatzes führt (im Bereich zwischen 100 bis 600 kcal/d, je nach Abnahme und Diätzusammensetzung). Eine Steigerung der Nahrungsaufnahme in der Stabilisierungsphase macht primär diese Eiweißverluste wieder (zum großen Teil) rückgängig, so daß dadurch eine Gewichtszunahme beobachtet wird, die aber nicht unbedingt auf Fettansammlung zurückgeht. Die Wiederherstellung der Muskelmasse ist erwünscht und ein notwendiges Ereignis. Sie wird durch Kraftsport und Konditionstraining zudem

noch gesteigert. Vorteil: der Grundumsatz wird angehoben. Dies muß mit dem Patienten besprochen werden, damit die initiale Gewichtszunahme nicht als Mißerfolg erlebt wird.

- Bei der Zielgewichtsfestsetzung sollten diese Möglichkeiten angesprochen werden, damit der Patient auf eine etwaige Zunahme vorbereitet ist. Erörtert werden kann auch, ob der Patient aus diesen Gründen lieber einen gewissen Bonus von zwei bis drei Kilo über sein Ziel hinaus abnehmen möchte, um Enttäuschungen in der Stabilisierungsphase entgegen zu wirken.

- Crash- und Blitzdiäten führen nahezu regelmäßig zu einer Gewichtszunahme, wenn sie beendet werden. In ungünstigster Konstellation treffen hier Bedingungen zusammen und verstärken sich gegenseitig: 1) Es gibt einen festen Eßplan, der am Ende abgesetzt wird. 2) Der Patient hat nicht gelernt, sein gewohntes Eßverhalten zu modifizieren, sondern er hat „ganz anders", eben nach den Vorgaben der „Diät" gegessen, 3) unausgewogene Kostformen provozieren Protein- und Wasserverluste und 4) durch rigorose Kalorienrestriktion wird zuviel Gewicht in zu kurzer Zeit abgenommen. Ein Gewichtsanstieg ist durch die biologischen Regulationsmechanismen unvermeidlich.

7.4.7 Patient will die Therapie abbrechen

Wenn ein Patient die Therapie abbrechen will, muß seine Mißerfolgsbilanz größer sein als seine Erfolgsbilanz. Es ist also vor diesem Entschluß bereits etwas „schief gelaufen", denn ein solcher Entschluß steht nicht am Beginn, sondern wird erst als Folge einer negativen Verstärkerbilanz gefaßt. Im patienten-zentrierten Gespräch sollten die Erfahrungen, Bewertungen und enttäuschten Hoffnung des Patienten im Mittelpunkt stehen.

Die „Therapiemüdigkeit" sollte immer zum Anlaß genommen werden, die gesetzten Ziele nochmals zu besprechen und ggf. Modifikationen vorzunehmen. Im Einzelfall gilt es auch aus ärztlicher Sicht abzuwägen, ob eine medikamentöse Unterstützung den Patienten wieder motivieren kann. Es ist durchaus verantwortbar, mit dem Patienten eine „Pause" zu vereinbaren, deren Ziel aber sein sollte, die erreichte Gewichtsabnahme stabil zu halten, um zu vermeiden, daß der Patient abbricht, an Gewicht zunimmt und damit gänzlich demotiviert wird, sein Gewichtsproblem zu lösen.

Natürlich müssen die bisherigen Erfolge herausgestellt werden, Veränderungen in den Laborparametern, Änderungen im Lebensgefühl, etc. Im patienten-zentrierten Gespräch sollte der Patient mit seiner Zukunft konfrontiert werden, denn der Therapieabbruch ist nur eine aktuelle „Lösung" für die momentanen Schwierigkeiten, mit langfristig ungünstigen Perspektiven (siehe auch *Determinanten des Eßverhaltens*).

Beispiel:
Patient: „Irgendwie geht das nicht mehr. Irgendwie will ich auch nicht mehr. Fünf Kilo, was ist das. Ich bin es leid, Herr Doktor."

Arzt, konfrontiert den Patienten mit seiner eigenen Aussage: „Sie wollen alles hinwerfen. Alle Mühe, die Sie in die ersten fünf Kilo gesteckt haben, sind Ihnen nichts mehr wert? Einfach wieder zunehmen?"

Patient, fühlt sich verständnisvoll gezwungen, darüber nachzudenken: „Zunehmen will ich natürlich nicht. Aber fünf Kilo sind mir zu wenig. Ich hungere und auf der Waage passiert nichts. Es ist zum Verzweifeln".

Arzt, weiterhin patientenzentriert (spiegelt zurück, was der Patient empfindet): „Sie haben alle Hoffnung aufgegeben. Das macht Sie so unglücklich. Eigentlich wünschen Sie doch, noch mehr abzunehmen".

Patient, muß sich mit diesem Gedanken innerlich beschäftigen: „Unglücklich, ja das ist richtig. Ich wollte, es wäre alles vorbei. Ich weiß, in ein paar Tagen kommt der Katzenjammer, wenn ich mich auf die Waage stelle. Was soll ich denn tun?"

Jetzt signalisiert der Patient Bereitschaft für eine Fortsetzung.

7.4.8   Probleme mit Festtagen, Feiern und Einladungen

Patienten berichten immer wieder, daß gerade außergewöhnliche Eßsituationen große Probleme bereiten. Zu Hause hätten Sie ihr Eßverhalten gut unter Kontrolle, aber Einladungen und Feste kämen ihnen dazwischen. Häufig werden solche außerplanmäßigen Eßgelegenheiten auch als der entscheidende Grund angeführt, um zu erklären, warum eine Gewichtsabnahme ausblieb. Folgende Möglichkeiten können abgeklärt bzw. besprochen werden:

- Eine Verhaltensanalyse wird klären, was der Patient bei den Einladungen und Festen überhaupt gegessen und getrunken hat. Dann kann bewertet werden, ob die Speisenauswahl und die Mengen wirklich relevant sind. Häufig bleiben solche außergewöhnlichen Eßgelegenheiten besonders gut in Erinnerung. Ähnlich werden auch Lebensmittel, die üblicherweise nicht verzehrt werden (Lachs, Christstollen, Rumkugeln, etc.), gut behalten und dann angeführt, wenn das Gewicht nicht sinkt. Mit dem Patienten ist zu klären, welchen quantitativen Stellenwert solche qualitativen Abweichungen vom gewohnten Eßverhalten tatsächlich ausmachen. So sind zwei Stücke Kuchen und ein Lachsschnittchen beim Geburtstagsfest sowie zwei Gläser Wein als außergewöhnliche

„Nahrung" keine ausreichende Erklärung für eine unangemessene Gewichtsveränderung innerhalb einer Woche.

- Feste und Einladungen kommen nicht plötzlich. Mit dem Patients sollte besprochen werden, doch *vor* der Einladung eine gewisse Reserve zu schaffen. Nachträglich gelingt dies meist nicht mehr, da die „Belohnung" nicht mehr aussteht.
- Das Prinzip der fettrestriktiven, aber kohlenhydratliberalen Eßkontrolle erlaubt durchaus, bei Einladungen und Festen eine entsprechende Auswahl zu treffen. Über die Art der Wahl sollte mit dem Patienten in der Ernährungsberatung gesprochen werden. Es stellt sich in gewisser Weise das gleiche Problem wie beim Essen im Restaurant. Das „richtige Lesen" der Speisekarte wie die richtige Auswahl am Buffet ist ein wichtiger Bestandteil des Verhaltenstrainings.
- Bei manchen Patienten ist auch ein Selbstsicherheitstraining angebracht, wenn sie bei der Durchsetzung ihrer Wünsche der freundlichen Aufdringlichkeit der Gastgeber unterliegen und etwas verzehren, was sie eigentlich nicht wollen. Die Patienten können ermutigt werden, zu ihrer Gewichtsabnahme auch öffentlich zu stehen. Ein guter Tip ist, daß der Patient gleich bei der Einladung vorausschickend feststellt, daß er sein Eßverhalten gerade umstellt und dies auch an diesem Abend gerne fortsetzen möchte.
- Das Ausschlagen von Einladungen oder das „schlichte Fernbleiben" ist keine Problemlösung, sondern nur eine Vermeidungsstrategie, die nicht langfristig durchgehalten werden kann oder zur sozialen Isolation führen. Essen und Trinken sind viel zu sehr in die sozialen Beziehungen der Gesellschaft integriert. Daher muß jeder Versuch bei jeder neuen Einladung als Testfall für einen Trainingsfortschritt bewertet werden.

7.4.9 Patient kommt nicht wieder

Dieses Ereignis ist die zuvor im Gespräch nicht bearbeitete Situation, die unter 7.4.7 behandelt wurde. Wenn ein Patient nicht zum vereinbarten Termin wieder kommt, hat er „subjektiv versagt". Er gibt sich selbst die Schuld am Mißerfolg und will daher in dieser psychologisch mißlichen Verfassung natürlich nicht zum Arzt kommen, der sich „ja soviel Mühe gegeben hat". Es ist der Abbau des Selbstvertrauen und des Selbstwertgefühls, der diese für den Patienten als peinlich erlebte Konstellation beschreibt. Diese Situation ist kaum zu retten, wenn sie ohne Vorbereitung eintrifft. Ein solches Ereignis ist ein Kennzeichen einer mangelhaften Mißerfolgsprophylaxe, die kaum nachträglich bearbeitet werden kann, weil der Schaden bereits eingetreten ist.

Folgende Maßnahmen können zur Vorbeugung eingeführt werden, um auch in solchen Situationen den Kontakt mit dem Patienten aufnehmen zu können (und zu dürfen):

- Es muß gerade in Phasen einer erfolgreichen Gewichtsabnahme immer wieder angesprochen und gemeinsam überlegt werden, was passiert, wenn das Gewicht plötzlich etwas ansteigt. Dieses Ereignis muß als ein völlig normaler Vorgang akzeptiert werden, der „eigentlich immer" und „irgendwann" einmal eintritt. Es muß klar werden, daß gerade dann der Arzt als Berater gefragt ist und der Patient sich nicht als „schuldhafter Sünder" zurückzieht. Prinzip: Für den Erfolg ist der Patient zuständig, denn er selbst verursacht durch Änderung seines Eßverhaltens die Gewichtsabnahme. Kommt der unvermeidliche „Mißerfolg" (besser: Trainingspause), dann besteht für den Arzt Handlungsbedarf, genau dafür ist er da!

- Werden Patienten in einer Gruppe behandelt, empfiehlt es sich, unter den Gruppenmitgliedern gegenseitige Partner- oder Patenschaften zu vereinbaren, die aber nicht wechselseitig sein sollten. Patient A kann Pate von Patient B sein, dann aber ist Patient B nicht Pate für A, sondern für Patient C, D oder E. Versäumt ein Patient einen Termin, so gilt als fest vereinbart, daß sein Pate ihn in den nächsten Tagen anruft. Die Erfahrung zeigt, daß solche Patenschaften zu gegenseitigen Telefonaten führten, auch wenn es nicht um das Fernbleiben eines Patienten geht.

- In der Einzeltherapie kann mit dem Patienten schriftlich vereinbart werden, daß aus der Praxis angerufen werden darf, wenn er einen Termin versäumt. So kann ein Re-Call-System „auf Termin gelegt" werden, um den Kontakt zum Patienten aufnehmen zu können. In den ersten Gesprächen sollte die Vereinbarung dazu geschlossen werden. Dem Patienten kann durchaus erklärt werden, daß es erfahrungsgemäß genau solche Situationen gibt, in denen sich Patienten nicht mehr trauen zu kommen, aber froh wären, wenn sie angerufen würden.

- Wirksam ist auch folgende Methode, die vielleicht etwas ungewöhnlich ist. Der Arzt fragt (während der ersten Kontakte, wenn das Problem möglicher Mißerfolge angesprochen wird) seinen Patienten, was er denn machen würde, wenn er zunimmt und der nächste Arzttermin ansteht. In der Anfangszeit wird nahezu jeder Patient beteuern, daß er „natürlich kommen werde". Dies wird zum Anlaß genommen, den Patienten zu bitten, einen kurzen Brief an sich selber zu schreiben, etwa so: „Ich werde immer kommen, auch wenn ich mal keine Lust habe oder an Gewicht zugenommen habe". Dieser Brief kann dann im Bedarfsfall an den Patienten abgeschickt werden. Vielleicht zusammen mit einigen verbindlichen, motivierenden Worten des Arztes.

7.4.10 Patient leidet unter Hunger

Die meisten Diäten, die als wirksame Reduktionskuren propagiert werden, basieren auf dem Prinzip der negativen Energiebilanz, orientieren sich am Kaloriengehalt der Speisen und setzen die Kalorienzufuhr drastisch herunter. Die bekannteste Maßnahme dieser Art ist „FdH", die Halbierung der Nahrungsenergie. Das führt aber ebenfalls auch zu einer Halbierung des Nahrungsvolumens, wodurch primär die permanenten Hungergefühle stimuliert werden. Da Untersuchungen immer wieder bestätigen, daß eine ad libitum gewährte Kost zur einer durchschnittlichen Aufnahme von ca. 1,2 bis 1,5 Kilogramm Nahrungsgewicht (ohne Getränke) führt, sollte auch dem Nahrungsgewicht mehr Beachtung beigemessen werden. Ziel muß sein, die Energieaufnahme zu verknappen, ohne das Nahrungsgewicht zu reduzieren. Dieses Ziel wird bei einer fettkontrollierten, kohlenhydratliberalen Kost erreicht. Kommt es bei diesem Prinzip dennoch zu Hunger, sollte die „Liberalisierung" gezielt auf Träger der komplexen Kohlenhydrate eingegrenzt werden. Fettfreie, aber zuckerhaltige Lebensmittel liefern auch eher wenig Gewicht bei vergleichbar höherer Energie. Die Konzentration auf Brot, Nudeln, Reis, aber auch Gemüse, Obst und Salat ist eine effektive Strategie gegen Hungergefühle, ohne negative Konsequenzen für die Gewichtsabnahme.

7.4.11 „Ohne Fett schmeckt es nicht"

Patienten, die diesen Einwand vorbringen, haben Recht – zumindest für den Geltungsbereich der europäischen Eßkultur, deren sensorische Akzeptanzprofile durch den Fettgeschmack geprägt sind. Fett ist ein Geschmacksverstärker, denn viele Aromen sind lipophil und entfalten ihre wahrnehmbare Wirkung nur in Anwesenheit von Fett.

Doch eine fettfreie Ernährung wird nicht gefordert, und es wäre auch hinsichtlich der Aufnahme essentieller Fettsäuren nicht zu verantworten, das Fett gänzlich aus der Nahrung zu eliminieren. Die geschmacksintensivierende Wirkung kann aber bereits durch geringe Mengen von Fett erreicht werden. Durch gesteigerten Fettzusatz kommt es zu einer sensorischen Sättigung, bei weiterer Dosissteigerung deckt das Fett den Geschmack zu und verschlechtert den Gesamteindruck. 10 g Butter („der Stich Butter") z.B. in der Gemüseportion für zwei Personen steigern den Geschmack, aber 100 g Butter verbessern ihn nicht zehnfach. Streichfette unter fetthaltigem Belang (Wurst oder Käse) sind als Geschmacksverstärker entbehrlich, erfüllen im wesentlichen eine „Klebefunktion", die durch fettarme Streichprodukte (z.B. Cremequark, Senf) ohne Geschmackseinbuße ersetzt werden können. Beim einem fettarmen Konfitürenbrötchen können die Verhältnisse anders sein.

Im Patientengespräch muß deutlich werden: es geht nicht um fettfreie Ernährung, die ohnehin nicht realisiert werden kann. Es geht um eine partielle Einsparung von Fett da, wo man es sowieso nicht schmeckt. Genuin fettärmere Lebensmittel, aber auch gezielt fettreduzierte Produkte, die im Lebensmittelhandel zur Verfügung stehen, können eine Hilfe sein. Zur Kurzinformation einige konkrete Beispiele in Austauschlisten (Versuchen Sie … anstatt …):

7.4.12 Fettsparen in der Praxis

Die folgenden Praxistips sind ein Auszug aus der Patienten-Broschüre „Mit weniger Fett zum Wohlfühlgewicht" der Ernährungspsychologischen Forschungsstelle in Göttingen (1997). Diese Broschüre entspricht in vielen Teilen einer Broschüre der amerikanischen Herz-Gesellschaft mit dem Titel „Einfache Eßtips für Herz-gesundes Essen". Die Tips sind jedoch auf das deutsche Lebensmittelangebot abgestimmt:

Essen Sie fettfreie Lebensmittel

Essen Sie Früchte, Gemüse und trinken Sie Gemüse- und Fruchtsäfte. Die meisten dieser Nahrungsmittel sind natürlicherweise so gut wie fettfrei und enthalten Vitamine und Mineralstoffe in großen Mengen.

Versuchen Sie:	Anstatt:
Russisch Brot	Stark-fetthaltige Kekse (Spritzgebäck)
Magermilchjoghurt	Vollmilchjoghurt
Magerquark	Sahnequark
Fettfreie Salatdressings	Normaler Salatdressings
Cornflakes	Knusper/Schokomüsli
Weingummi, Gummibärchen, Lakritze	Schokolade, Sahnebonbons, Pralinen

Essen Sie fettarme Produkte

Wählen Sie die fettärmere Variante eines Lebensmittels. Sie sparen besonders viel Fett, wenn Sie die Lebensmittel durch fettärmere ersetzen, die Sie besonders häufig essen. Vergleichen Sie unterschiedliche Produkte.

Versuchen Sie:	Anstatt:
fettarme Salatdressings	normale Dressings
Halbfettbutter	normale Butter
Halbfettmargarine	normale Margarine
Senf, Ketchup oder fettreduzierte Mayonnaise	normale Mayonnaise
Salzstangen	herkömmliche Kartoffelchips
fettarme Pommes Frites für den Backofen	fritierte Pommes Frites
geröstete Sojakerne	geröstete Erdnüsse
Hartkekse (sog. Butterkekse)	stark-fetthaltige Kekse (Spritzgebäck)

Essen Sie mageres Fleisch und magere Wurst

Nehmen Sie Fisch, Hühnchen, Pute, Truthahn und magere Stücke von Rind und Schwein.

Versuchen Sie:	Anstatt:
fettreduzierte Streichwurst	normale Streichwurst
Salami mit viel magerem Fleisch, Geflügelsalami	normale Salami
fettreduzierte Würstchen	normale Würstchen
Corned Beef	Frühstücksfleisch
Thunfisch in Wasser oder pikant	Thunfisch in Öl
gebackenen oder gekochten Fisch	fritierten Fisch
Geflügelwurst	normale Wurstsorten
Wurst mit Gemüseanteil (z.B. Geflügelfleisch in Aspik)	normale Wurstsorten

Ziehen Sie die Haut vom Geflügel ab. So sparen Sie die Hälfte Fett. Fritiertes Hühnchenfleisch enthält doppelt soviel Fett wie gebackenes. Es ist auch zeitgemäß, das Fett von Fleisch und Schinken abzuschneiden.

Auch manche fettreduzierte Streichwurst hat noch ziemlich viel Fett. Nehmen Sie geringere Mengen davon und verzichten Sie dabei auf Streichfett unter der Wurst.

Wieviel Fleisch sollten Sie essen? Eine empfohlene Portion sind ca. 80 – 100 g gegartes Fleisch. Das entspricht ungefähr der Größe eines Skatspiels. Wenn Sie seltener Fleisch essen, kann die Portion natürlich auch größer ausfallen.

Ein Tip für die Zubereitung von Suppen und Saucen mit Fleischeinlage: Lassen Sie diese nach dem Zubereiten erkalten und heben dann das hart gewordene Fett einfach ab.

Wechseln Sie zu Magermilch oder fettarmer Milch

Reduzieren Sie allmählich den Fettgehalt der Milch, die Sie trinken: Starten Sie mit einem Fettgehalt von 1,5 % und versuchen Sie dann 0,3 % Fett.

- Buttermilch und Kefir (mit 1,5 % Fett) sind fettarme Alternativen zu Vollmilch.
- Verwenden Sie Magermilch oder fettarme Milch statt Vollmilch.
- 4 % Fett Kondensmilch ist ein idealer Ersatz für Flüssigsahne und Schmand.
- Puddings mit fettarmer Milch (1,5 % Fett) kochen

Genießen Sie fettarme und fettfreie Milch- und Käseprodukte

Versuchen Sie:	Anstatt:
saure Sahne (10 % Fett)	Crème fraîche, Schmand (24 % Fett)
Cremequark 0,2 % Fett, Magerquark	Sahnequark, Schmand
Harzer Käse 30 % Fett i. Tr. Käse, z. B. Edamer, Gouda, Tilsiter, andere Leicht-Käse	normale Käse normale Käsesorten
20 % Fett i. Tr. Limburger und Romadur	Limburger und Romadur (40 % Fett i. Tr.)
20 % Fett i.Tr. Schmelzkäse (Scheiben, Ecken)	normalem Schmelzkäse (40–70 % Fett i. Tr.)
Schichtkäse (10/20 % Fett i. Tr.) oder Frischkäse Halbfettstufe	Frischkäse Doppelrahmstufe (70 % Fett i. Tr.)
Als Brotaufstrich: Schmand (24 % Fett), Schmelzkäse (20 % Fett i.Tr.), Sahnequark	Butter oder Margarine (80 % Fett)
Senf, Ketchup, körniger Frischkäse, Magerquark (‹ 5 % Fett absolut)	Butter oder Margarine (80 % Fett)

Tips: Fettarmen Käse vor dem Verzehr längere Zeit bei Zimmertemperatur liegen lassen, dann schmeckt er noch besser.

Magerquark wird sehr cremig, wenn man ihn mit Mineralwasser verquirlt.

Essen Sie fettfreie und fettarme Puddings und Desserts

Vergleichen Sie den Fettgehalt dieser Dessert-Alternativen mit denen herkömmlicher Desserts!

Versuchen Sie:	Anstatt:
Fruchteis	Eiscreme
Pudding aus 1,5 % oder 0,3 % Fett Milch	Pudding mit 3,5 % Fett
Fruchtjoghurt mit 1,5 % oder 0,3 % Fett	Sahne- oder Vollmilch-Fruchtjoghurt
Milchreis aus Milch mit 1,5 % oder 0,3 % Fett	Milchreis aus Vollmilch (3,5 % Fett)
Sorbets	Mousse oder Parfaits

Tips für fettarme Zwischenmahlzeiten:

- Fettarmer Joghurt (1,5 % Fett) oder Magerjoghurt (0,3 % Fett) mit Frchtemüsli
- Cornflakes mit fettarmer Milch (1,5 % Fett) und frischem Obst nach Belieben

Essen Sie verschiedene Brotsorten, Cerealien, Backwaren, Nudeln, Kartoffeln

Versuchen Sie:	Anstatt:
Brötchen, Vollkornbrötchen, Baguette	Croissants/Blätterteig
Milchbrötchen	Butterwecken
Vollkornbrot	Nuß-/Sonnenblumenbrot
Zwieback oder Honigkuchen	stark fetthaltiger Kekse
Salzkartoffeln	Kroketten/Pommes Frites
Kuchen aus Hefeteig oder Biskuit	Kuchen aus Blätterteig, Mürbeteig oder Rührteig

Folien-Kartoffeln und Nudeln haben weniger als 1 g Fett pro Portion von 200 Gramm. Sie eignen sich daher vorzüglich als fettarme Mahlzeit. Wählen Sie dazu fettarme Dressings oder Kräuterquark.

Benutzen Sie Eiklar oder Ei-Ersatz

Soll man auf Eier ganz verzichten? Nein, aber essen Sie möglichst nicht mehr als 3 – 4 Eier pro Woche! Benutzen Sie z. B. Eiklar oder Ei-Ersatz anstatt des Eidotters:

- Beim Omelette und Spiegelei-Zubereiten.
- Beim Herstellen fettfreier Glasuren (z. B. mit Rum- oder Vanillearoma).
- Beim Backen von Kuchen und Keksen.
- Beim Panieren von Fisch und Fleisch.
- Verwerfen Sie von jedem 2. Ei das Eigelb beim Zubereiten von Speisen (also 1 Eidotter auf 2 Eiklar).

Ei-Ersatz bekommen Sie in Drogerien und Reformhäusern.

Nehmen Sie weniger Fett zum Kochen und Braten

Sparen Sie auch beim Zubereiten von Speisen noch Fett:

- Backen, kochen oder dämpfen Sie Ihre Lebensmittel anstatt sie zu fritieren oder in viel Fett zu braten.
- Grillen Sie Fleisch in Fettpfännchen, in die das Fett abtropfen kann.
- Ersetzen Sie in Aufläufen die Hälfte der Sahne durch Magermilch.
- Saucen kann man auch mit Magerquark, der in etwas Wasser cremig gerührt wird, andicken und verfeinern.
- Benutzen Sie teflonbeschichtete Töpfe und Pfannen (Gebrauchsanweisung beachten).
- Beschichtetes Backpapier spart Fett für das Backblech.
- Fettaufsaugendes Backpapier saugt aus Pommes Frites zum Backen noch weiteres Fett.
- Genießen Sie den Eigengeschmack der Lebensmittel ohne gewichtige Saucen oder… nehmen Sie fettarme Versionen dazu.
- Eine Mehlschwitze gelingt auch sehr gut mit der Hälfte Fett.
- Um den Geschmack abzurunden, nehmen Sie statt viel Fett besser mehr Gewürze und Kräuter.
- Wenn Sie Fett zum Backen, Kochen oder Braten in geringen Mengen verwenden, dann nehmen Sie Pflanzenöle.

Vergleichen Sie den Fettgehalt einer Portion:

Gegrilltes Huhn: 3 g Fett	Fritiertes Huhn: 30 g Fett
Folien-Kartoffel: 0,2 g Fett	Fritierte Kartoffel: 12 g Fett

Ein Wort zum Alkohol

Was hat der Alkohol mit dem Fett im Essen zu tun?

Normalerweise wird aus Alkohol im Körper kein Fett gemacht, aber der Alkohol hemmt die Verbrennung von Fett. So kann Alkohol mit dazu beitragen, da Fett nicht verbrannt, sondern als Speck gespeichert wird. Wenn Sie also Alkohol trinken wollen, dann sollten Sie mit dem Fett noch sparsamer umgehen. Der Alkohol in einer Flasche Bier (0,5 l) hemmt die Verbrennung von 16 g Fett. Das addiert sich bei einem Glas pro Tag auf 5,8 kg im Jahr!

Zum Schluß: Die Zutatenliste

Wenn Nährstoffangaben über Eiweiß, Kohlenhydrate und Fett auf der Packung aufgedruckt sind, vergleichen Sie unterschiedliche Produkte und wählen Sie dann das Lebensmittel mit dem niedrigsten Fettgehalt. Bei Käse greifen Sie zu der Sorte mit dem niedrigsten Fettgehalt in der Trockenmasse (Fett i. Tr.).

Sind Eiweiß, Fett und Kohlenhydrate nicht angegeben, so schauen Sie auf die Zutatenliste. An erster Stelle steht die Zutat, von der mengenmäßig am meisten im Lebensmittel enthalten ist. Je weiter hinten das Fett in dieser Liste steht, um so besser. Zum Fett zählen auch pflanzliche und tierische Öle, gehärtetes Fett, Schmalz, Kakaobutter, Butter sowie Margarine. Auch Schokolade hat in 100 g bereits 35 g Fett. Und 100 g Nüsse enthalten zwischen 50 und 70 g Fett.

Warum hilft es, die Zutatenliste und die Nährstoffkennzeichnung zu lesen?

Das Lesen dieser Information hilft, Lebensmittel für eine gesunde fettarme Kost auszuwählen. Lebensmittel mit wenig Fett und viel Kohlenhydraten machen Sie leistungsfähig und fit. Viel Fett macht fett und träge.

Klar, man muß nicht immer nur die fettärmsten Lebensmittel essen. Genießen Sie hin und wieder auch mal ein fetteres Essen. Es ist wichtig zu verstehen, daß es nicht die selten gegessenen exotischen Lebensmittel mit viel Fett sind, die dick machen, sondern die, die jeden Tag auf den Tisch kommen. Wer im Alltag ausgewogen und fettarm ißt, für den ist ein fetteres Essen am Wochenende oder bei einer Einladung kein Problem. Verbieten Sie sich stark fetthaltige Lebensmittel auch nicht gänzlich. Essen Sie diese gelegentlich als „Extra".

Fettarm Essen ist keine Diät, die ein paar Tage oder Wochen dauert, sondern eine langfristige Hilfe, um das Gewicht zu halten.

8. Ausblick

Adipositas ist nicht primär, wenn überhaupt, das Resultat von „Willensschwäche" oder „Freßlust". Genetische und andere biologische Mechanismen, die im Zusammenspiel die Regulation des Körpergewichts beeinflussen, begünstigen bei entsprechend disponierten Menschen die Manifestation einer Adipositas, während ein ähnlich motiviertes Eß- und Bewegungsverhalten bei anderen Menschen ohne Folgen für das Körpergewicht bleibt. Dieser Sachverhalt muß im therapeutischen Dialog und bei der Festlegung der Therapieziele im Einzelfall Berücksichtigung finden.

Die genetischen Befunde lassen eine veränderte Diagnostik und Therapie der Adipositas am Horizont vermuten, wenngleich sie in den nächsten Jahren für die praktische Umsetzung noch nicht relevant werden. Möglicherweise haben die prägnanten Darstellungen in der Laienpresse die Adipositastherapie durch vorschnelle Hoffnungen oder Resignation vor der „Macht der Gene" stärker nachteilig beeinflußt, als der tatsächliche Erkenntnisstand dem Therapeuten Einsicht und Hilfen an die Hand gibt.

Bei allem wissenschaftlichem Enthusiasmus über die Fortschritte der Genforschung darf nicht aus dem Blickfeld geraten, daß der Phänotypus Adipositas im wesentlichen das Resultat der *Interaktion* zwischen genetischer Disposition und Umweltfaktoren ist. Damit besteht grundsätzlich die Möglichkeit, über Umweltbedingungen (Fettverzehr, Lebensmittelsortiment, psychologische Eßkontrolle und körperliche Aktivität) das Körpergewicht zu modifizieren.

Das Eßverhalten eines Menschen unterliegt viel weniger der Individualsteuerung als bislang angenommen. Die Prägung durch evolutionsbiologische Vorgaben, Eßkultur, zahllose Reiz-Reaktionsverkopplungen, und nicht zuletzt das Nahrungsangebot stellen starke Determinanten für das Eßverhalten dar, denen der Einzelne nur mit erheblichem Verhaltensaufwand und permanenter kognitiver Kontrolle gegensteuern kann.

Die drei Standbeine der Adipositastherapie sind nach wie vor: Restriktion des Nahrungsfettes, *flexibles* Verhaltensmanagement und Steigerung der körperlichen Aktivität. Die wissenschaftlichen Begründungen für diese drei therapeutischen Basisebenen sind heute ausreichend abgesichert. Chirurgische Verfahren bleiben Sonderindikationen vorbehalten (Wechsler et al. 1996, Husemann 1995).

Adipositas ist eine chronische Erkrankung, die – vergleichbar der Hypertonie, Diabetes oder Hyperlipidämien – sehr langer, möglicherweise lebenslanger professioneller Therapie bedarf (Gries 1994).

Es müssen Qualitätssicherungssysteme installiert werden, damit Adipöse nicht durch inkompetente, unprofessionelle oder wissenschaftlich unbegründete „Therapieangebote" zu Schaden kommen, wie dies gegenwärtig in einem großen Umfang vermutet werden muß. Kushner (1997) ruft in einem Kommentar in Anbetracht der medikamentösen Therapiemöglichkeiten (Fenfluramin/Phentermin und Dexfenfluramin) auch seine ärztlichen Kollegen dazu auf, bei der Behandlung von Übergewicht mehr denn je Vorsicht und Professionalität zu zeigen. Manche Kollegen würden sich durch entsprechende Werbung zu Übergewichts-Experten ausrufen, um neue Einnahmequellen zu erschließen (Zeitungsanzeige in Chicago Tribune: „Endlich können Sie all das Gewicht abnehmen, was Sie schon immer abnehmen wollten, schnell, sicher und dauerhaft …"). In deren Praxen würden unter der Bezeichnung „Gewichtsabnahmeprogramm" jedoch häufig nur Pharmaka verordnet, zum Teil in nicht zugelassenen Kombinationen, unter Überschreitung der gesetzlich vorgegebenen Verordnungsdauer oder ohne das erforderliche Monitoring auf Nebenwirkungen. Die strikte Einhaltung der Erfolgskriterien für Gewichtsmanagement-Programme des IOM (siehe dort) sei hingegen ein unabdingbarer Schritt in Richtung einer seriösen ärztlichen Therapie der Adipositas.

Es erscheint gerade im Hinblick auf die Adipositastherapie förderlicher, Erkenntnisdefizite zu erkennen und zuzugeben, als alle Antworten auf offene Fragen in die Schuldhaftigkeit des Patientenverhaltens hinein zu projizieren. Die psychosozialen Beeinträchtigungen der Adipösen sind Folgen solcher Schuldzuweisungen, die inadäquates Eßverhalten als Rückwirkung fördern und die Therapie erschweren.

So betont William Bennett (1995) in seinem Editorial „Beyond Overeating", daß Übergewichtigen nicht durch andauerndes Moralisieren geholfen und auch die einfache Lösung nach der Theorie des Vielfraßes durch wissenschaftliche Evidenz nicht gestützt werde.

Das Szenario der Adipositasbehandlung der Zukunft zeichnet sich durch die vorbeschriebenen Entdeckungen der Molekularbiologie wie folgt ab: Zunächst wird die initiale und fortlaufende Bestimmung der Körperzusammensetzung durch entsprechende technische Verfahren mit großer Genauigkeit möglich sein (z.B. Ganzkörper-Magnetresonanz-Tomographie). Im nächsten Schritt wird durch entsprechende Testverfahren die genetische Prädisposition für Adipositas analysiert. Auf Basis dieser Daten werden selektive Pharmaka ausgewählt, die eine symptomatische Therapie eines vorhandenen Gendefekts zulassen. Die Korrektur des Gendefekts selbst durch Gentherapie erscheint ebenfalls möglich, ist jedoch komplizierter als die pharmakologische Intervention. Es wird einige wenige Patienten geben, die durch die Pharmakotherapie allein von Übergewicht geheilt werden können. Bei den anderen Patienten wird sich die Wirkung der Pharmaka im Vergleich zu denen, die schon jetzt verfügbar sind, lediglich verbessern. Für diese große Majorität scheint es nach heutigem Ermessen unwahrscheinlich, da selbst eine selektivere Pharmakothe-

rapie mit akzeptablem Spektrum an Nebenwirkungen einen ausreichenden Therapieerfolg bewirken wird. In diesen Fällen kommen wie schon
heute das *flexible* Verhaltenstraining einer fettkontrollierten und kohlenhydratliberalen Kost und die Steigerung der körperlichen Aktivität hinzu,
zumal diese Methoden praktisch frei von Nebenwirkungen sind. Auch in
Zukunft reduziert sich das Problem der Adipositas wahrscheinlich nicht
auf eine pharmakologische Substanz. Auf die ganzheitliche Therapie
durch Ärzte, Psychologen, Bewegungs- und Ernährungsfachkräfte werden
Adipöse auch weiterhin angewiesen sein.

Jeff Friedman, der Entdecker des Leptins, resümierte anläßlich der immer zahlreicher werdenden Befunde zur Genetik und Pharmakotherapie
von Adipositas:

> "There are so many good reasons to exercise and eat well that I don't
> think drugs should ever replace them."

9. Referenzen

Abenhaim L, Moride Y, Brenot F, et al.: Appetite-suppressant drugs and the risk of primary pulmonary hypertension. N Engl J Med 335 (1996) 609 – 616

Acheson, K. J., Schutz, Y., Bessard, T., Anatharaman, K., Flatt, J. P., Jequier, E.: Glycogen storage capacity and de novo lipogenesis during massive carbohydrate overfeeding in man. Am. J. Clin. Nutr. 48 (1988) 240 247

Akabayashi, A. C., Waehlestedt, J. T. et al.: Specific inhibition of endogenous neuropeptide Y synthesis in arcuate nucleus by antisense oligonucleotides suppressis feeding behaviour and insulin secretion. Mol. Brain Res. 21 (1994) 55 – 61

American Diabetes Association: Nutrition Recommendations and Principles for People With Diabetes Mellitus. Diabetes Care 20 (1997) S14S18

American Psychiatric Association: diagnostic and statistical manual of mental disorders. fourth edition. DSM-IV. Washington DC, American Psychiatric Association (1994)

Astrup, A.: Macronutrient balance of obesity. Int. Mon. on EP &WC 2 (1994) 2 – 5

Bennett, W. I.: Beyond overeating. Editorial. New Engl. J. Med. 332 (1995) 673 – 674

Blair, S.N., Kohl, H.W. 3rd, Paffenbarger, R.S. jun. et al.: Physical fitness and all cause mortality. A prospective study of healthy men and women. JAMA 262 (1989) 2395 – 2401

Blair, S.N.: Evidence for success of exercise in weight loss and control. Ann Intern Med 119 (1993) 702 – 706

Blundell, J. E., Halford, J. C.: Pharmacological aspects of obesity treatment: towards the 21st century. Int. J. Obes. 19 (1995) S51S53

Blundell, J. F., Burley V. J., Cotton, J. R., Lawton, C. L.: Dietary fat and the control of energy intake: evaluating the effects of fat on meal size and post-meal satiety. Am. J. Clin. Nutr. 57 (1993) 772S

Bolton-Smith, C., Woodward, M.: Dietary composition and fat to sugar ratios in relation to obesity. Int. J. Obes. 18 (1994) 820 – 828

Bouchard, C., Perusse, L.: Genetics of obesity. Ann. Rev. Nutr. 13 (1993) 337 – 354

Bouchard, C., Perusse, L.: Heredity and body fat. Ann. Rev. Nutr. 8 (1988) 259 – 277

Bouchard, C., Tremblay, A., Despres, J.-P.: The response to long-term overfeeding in identical twins. New Engl. J. Med. 322 (1990) 1477 – 1482

Bremer, J. M., Lintott , C. J., Scott, R. S.: Dexfenfluramine reduces cardiovascular risk factors. Int. J. Obes. 18 (1994) 199 – 205

Bundesgesundheitsamt: Die Gesundheit der Deutschen. SozEp Heft 4 (1994)

Campfield, A. L., Smith, F. J. et al.: Recombinant mouse ob protein: evidence for a peripheral signal linking adiposity and central neural networks. Science 269 (1995) 546 – 549

Cannistra, L. B., Davis, S. M., Bauman, A. G.: Valvular heart disease associated with Dexfenfluramine. New Engl. J. Med. 337 (1997) Issue 9 Correspondence

Carmelli, D., Cardon, L. R., Fabsitz, R.: Clustering of hypertension, diabetes, and obesity in adult male twins: same genes or same enviroments? Am. J. Hum. Genet. 55 (1994) 566–573

Caro, J. F., Kolaczynski, J. W., Nyce, M. R. et al.: Decreased cerebrospinal-fluid/serum leptin ratio in obesity: a possible mechanism for leptin resistance. Lancet 348 (1996) 159–161

Centers for desease control and prevention: Update: Prevalence of overweight among children, adolescents, and adults - United States, 1988–1994. Morbidity and Mortality Weekly Report 46 (1997) 199–202

Chehab, F. F., Lim, M. E., Lu, R.: Correction of the sterility defect in homozygous obese female mice by treatment with the human recombinant leptin. Nature-Genet. 12 (1996) 318–320

Clement, C., Vaisse, C., St. J. Manning, B. et al.: Genetic variation in the β3-adrenergic receptor and increasesd capacity to gain weight in patients with morbid obesity. New Engl. J. Med. 333 (1995) 352–354

Cohen, B., Novick, D., Rubinstein, M.: Modulation of Insulin Activities by Leptin. Science 274 (1996) 1185

Committee to Develop Criteria for Evaluating the Outcomes of Approaches to Prevent and Treat Obesity, Food an Nutrition Board, Institute of Medicine; Thomas, P. R., Editor: Weighing the options - criteria for evaluating weight-management programs. National Academy Press, Washington D.C. 1995

Comuzzie, A. G., Hixson, J. E., Almasy, L. et al.: A major quantitative trait locus determining serum leptin levels and fat mass is located on human chromosome 2. Nature Genet. 15 (1997) 273–276

Connolly, H. M., Crary, J. L., McGoon, M. D. et al.: Valvular heart disease associated with Fenfluramine-Phentermine. New Engl. J. Med. 337 (1997) 581–588

Considine, R. V., Considine, E. L. et al.: Evidence against either a premature stop codon or the absence of Obese gene mRNA in human obesity. J. Clin. Invest. 95 (1995) 2986–2988

Considine, R. V., Considine, E. L. et al.: The hypothalamic leptin receptor in humans: identification of incidental sequence polymorphisms and absence of the db/db mouse and fa/fa rat mutations. Diabetes 45 (1996) 992–994

Deutsche Gesellschaft für Ernährung (1992): Ernährungsbericht 1992. Druckerei Henrich, Frankfurt am Main

Deutsche Gesellschaft für Ernährung (1994): Lebensmittel- und Nährstoffaufnahme in der Bundesrepublik Deutschland. VERA-Schriftenreihe, Band XII. Ergänzungsband zum Ernährungsbericht 1992. Wissenschaftlicher Fachverlag Dr. Fleck, Niederkleen

Deutsche Gesellschaft für Ernährung: Empfehlungen für die Nährstoffzufuhr. 5. Korrigierte Überarbeitung 1995, Umschau Verlag, Frankfurt/Main

Ducimetiere, P.; Richard, J.; Cambien, F.: The pattern of subcutaneous fat distribution in middle aged men and the risk of coronary heart desease: The Paris Prospektive Study. Int. J. Obes. 10 (1986) 229–240

Edwards, L. E., Hellerstedt, W. L., Alton, I. R. et al.: Pregnancy complications and birth outcomes in obese and normalweight women: effects of gestational weight change. Obstet. Gynecol. 87 (1996) 389–94

Ellrott, T., Pudel, V., Westenhöfer, J.: Fettreduzierte Lebensmittel ad libitum, eine geeignete Strategie zur Gewichtsabnahme? Aktuelle Ernährungsmed. 20 (1995) 293–303

Ellrott, T., Pudel, V.: Die Möglichkeiten abwägen - Kriterien zur Evaluierung von Gewichtsmanagement-Programmen (Review). Adipositas 12 (1996) 19–21

Ellrott, T., Pudel, V.: Neue Perspektiven der diätetisch/verhaltenstherapeutischen Behandlung der Adipositas (Review). Adipositas 11 (1996) 21 – 22

Ellrott, T.; Pudel, V.: Perspektiven der Adipositastherapie. Aktuelle Ernährungsmedizin, 21 (1996), 73 – 80

Erickson, J. C., Hollopeter, G., Palmiter, R. D.: Attenuation of the obesity syndrom of ob/ob mice by the loss of neuropeptide Y. Science 274 (1996) 1704 – 1707

Fairburn, C. G., Cooper, F.: New perspectives on dietary and behavioural treatments for obesity. Int. J. Obes. 20 (1996) S9S13

Fan, W., Boston, B. A., Kesterson, R. A., Hruby, V. J., Cone, R. D.: Role of melanocortinergic neurons in feeding and the agouti obesity syndrom. Nature 385 (1997) 165 – 168

FAO/WHO/UNU: Expert Consultation. Energy and protein requirements. Tech. Report Series No. 724. Geneva 1985

Finer, N., Craddock, D., Keen, H., Lavielle, R. et al.: Effect of 6 month therapy with dexfenfluramine in obese patients. Studies in the United Kingdom. Clin. Neuropharmacol. 11 (1988) 179S186S

Flatt, J.-P.: Use and storage of carbohydrate and fat. Am. J. Clin. Nutr. 61 (1995) 952S959S

Fleury, C., Neverova, M., Collins, S., et al.: Uncoupling protein-2: a novel gene linked to obesity and hyperinsulinemia. Nature Genet. 15 (1997) 269 – 273

Freedman, D. S., Srinivasan, S. R., Valdez, R. A. et al.: Secular increases in relative weight and adiposity among children over two decades: the Bogalusa Heart Study. Pediatrics 99 (1997) 420 – 426

Gatenby, S.J., Aaron, J.I., Morton, G.M., Mela, D.J.: Nutritional implications of reduced-fat use by free living consumers. Appetite 25 (1995) 241 – 252

Gimeno, R. E., Demski, M., Weng, X. et al.: Cloning and characterization of an uncoupling protein homolog. Diabetes 46 (1997) 900 – 906

Glynn, R. J., Christen, W. G. et al.: Body Mass Index. An independent predictor of cataract. Arch. Ophthalmol. 113 (1995) 1131 – 1137

Goldberg, G. R., Prentice, A. M., Murgatroyd, P. R.: Effects on metabolic rate and fuel selection of a selective beta-3 agonist (ICI D7114) in healthy lean men. Int. J. Obes. 19 (1995) 625 – 631

Goldhaber, S. Z., Grodstein, F., Stampfer, M. J., et al.: A prospective study of risk factors for pulmonary embolism in women. JAMA 277 (1997) 642 – 645

Goulding, A., Gold, E., Cannan, R., Taylor, R.W., Williams, S., Lewis-Barned, N.J.: DEXA supports the use of BMI as a measure of fatness in young girls. Int. J. Obes. 20 (1996) 1014 – 1021

Gray, D. S.; Fujioka, K.; Coletti, P. M. et al.: Magnetic-resonance imaging used for determing fat distribution in obesity and diabetes. Am. J. Clin. Nutr. 54 (1991) 623 – 627

Gries, F. A.: Das Körpergewicht des Menschen, biologische Variationen, medizinische Implikationen, soziale Normen. Plenarvortrag auf der 10. Jahrestagung der Deutschen Gesellschaft für Adipositasforschung in Göttingen (1994)

Grilo, C. N., Brownell, K. D., Stunkard, A. J.: The metabolic and psychological importance of exercise in weight control. In: Stunkard, A. J., Wadden, T. A. (Editors): Obesity. Theory and therapy. 2nd Edition, Raven Press, New York (1993)

Großklaus, R.: Formula-Diäten: Mittel zum erfolgreichen Abnehmen? Ernähr. Umschau 44 (1997) 84 – 87

Guy-Grand, B, Apfelbaum, M., Crepaldi, G., Gries, A., Levebre, P., Turner, P.: International trial of long-term dexfenfluramine in obesity. Lancet 8672 (1989) 1142 – 1152

Hauner, H.: Gesundheitsrisiken von Übergewicht und Gewichtszunahme. Deutsch. Ärztebl. 93 (1996) A3405A3409

Hauptman, J. B., Jeunet, F. S., Hartmann D.: Initial studies in humans with the novel gastrointestinal lipase inhibitor Ro 18 – 0647 (tetrahydrolipstatin). Am. J. Clin. Nutr. 55 (1992) 309S313S

Hebebrand, J., Remschmidt, H.: Genetische Aspekte der Adipositas. Adipositas 9 (1995) 20 – 24

Heitmann, B. L., Lissner, L.: Dietary underreporting by obese individuals - is it specific or non specific? Br. Med. J. 311 (1995) 986 – 989

Hellerstein, M. K., Christiansen, M. et al.: Measurement of de novo hepatic lipogenesis in humans using stable isotopes. J. Clin. Invest. 87 (1991) 1841 – 1852

Helmrich, S. P., Ragland, D. R., Leung, R. W., Paffenbarger, R. S. jun.: Physical activity and reduced occurence of non-insulin-dependent diabetes. New Engl. J. Med. 325 (1991) 147 – 152

Herman, C. P., Mack, D.: Restrained and unrestrained eating. J. Personality 43 (1975) 647 – 660

Horton, T. J., Drougas, H., Brachey; A., Reed, G. W., Peters, J. C., Hill, J. O.: Fat and carbohydrate overfeeding in humans: different effects on energy storage. Am. J. Clin. Nutr. 62 (1995) 19 – 29

Husemann, B., Reiners, V.: Erste Ergebnisse nach vertikaler Gastroplastik zur Behandlung der extremen Adipositas. Zentralbl. Chir. 121 (1996) 370 – 5

Husemann, B.: Zur chirurgischen Therapie der extremen Adipositas. Langenbecks Arch. Chir. 380 (1995) 67 – 69

Huszar, D., Lynch, C. A., Fairchild-Huntress, V., Dunmore, J. H., Fang, Q., Berkemeier, L. R., Gu, W., Kersterson, R. A., Boston, B. A., Cone, R. D., Smith, F. J., Campfield, A. L., Burn, P., Lee, F.: Targeted disruption of the melanocortin-4 receptor results in obesity in Mice. Cell 88 (1997) 131 – 141

Iribarren, C., Sharp, D. S. et al.: Association of weight loss and weight fluctuation with mortality among japanese american men. New Engl. J. Med. 333 (1995) 686 – 692

Jackson, R. S., Creemers, J. W. M., Ohagi, S. et al.: Obesity and impaired prohormone processing associated with mutations in the human prohormone convertase 1 gene. Nature Genetics 16 (1997) 303 – 306

Jakicic, J. M., Wing, R. R., et al.: Presrcibing exercise in multiple short bouts versus one continous bout: effects on adherence, cardiorespiratory fitness, and weight loss in overweight women. Int. J. Obes. 19 (1995) 893 – 901

James, W. P. T., Avenell, A., Broom, J., Whitehead, J.: A one-year trial to assess the value of orlistat in the management of obesity. Int. J. Obes. 21 (1997) Suppl. 3, S24—S30

Jones, S.P., Smith, I.G., Kelly, F., Gray, J.A.: Long term weight loss with sibutramine. Int. J. Obes. 19 (1995) 41S

Kendall, A., Levitzky, D. A., Strupp, D. J., Lissner, L.: Weight loss on low-fat diet: consequences of the impression of the control of food intake in humans. Am. J. Clin. Nutr. 53 (1992) 1124 – 1129

King, N. A., Burley, V. J., Blundell, J. E.: Exercise induced suppression of appetite. Effects on food intake and implications for energy balance. Eur. J. Clin. Nutr. 48 (1994) 715 – 724

Kohl, H. W. 3rd, Powell, K. E., Gordon, N. F. et al.: Physical activity, physical fitness, and sudden cardiac death. Epidemiol. Rev. 14 (1992) 37 – 58

Kruger, S., Shugar, G., Cooke, R. G.: Comorbidity of binge eating disorder and the partial binge eating syndrome with bipolar disorder. Int. J. Eat. Disord. 19 (1996) 45 – 52

Kuczmarski, R. J., Flegal, K. M., Campbell, S. M., Johnson, C. L.: Increasing prevalence of overweight among US adults. The National Health and Nutrition Examination Surveys, 1961 to 1991. JAMA 272 (1994) 205 – 211

Kunath, U., Klein, S., Susewind, M.: Erfahrungen mit dem laparaskopischen Gastric-banding zur Behandlung der pathologischen Adipositas. Akt. Ernährungsmed. 21 (1996) 257

Kushner, R.: The treatment of obesity: a call for prudence and professionalism. Arch. Intern. Med. 157 (1997) 602–604

Lapidus, L.; Bengtsson, C.; Larsson, B.; Pennert, K.; Rybo, E.; Sjöström, L.: Distribution of adipose tissue and risk of cardiovascular desease and death: a 12 year follow up of participants in the population study of women in Göteborg, Sweden. Br. Med. J. 289 (1984) 1261–1263

Larsson, I., et al.: Orlistat (RO 18–0647), a lipase inhibitor, in the treatment of human obesity: a multiple dose study. Int. J. Obes. 19 (1995) 221–226

Lean, M. E. J.: Sibutramine – a review of clinical efficacy. Int. J. Obes. 21 (1997) S30–S36

Lee, G. H., Proenca, R., Montez, J. M. et al.: Abnormal splicing of the leptin receptor in diabetic mice. Naure 379 (1996) 632–635

Leibel, R. L., Rosenbaum, M., Hirsch, J.: Changes in energy expenditure resulting from altered body weight. New Engl. J. Med. 332 (1995) 621–628

Lissner, L., Levitzky, D. A., Strupp, B. J., Kalkwarf, H. J., Roe, D. A.: Dietary fat and the regulation of energy intake in human subjects. Am. J. Clin. Nutr. 46 (1987) 886–892

Maffei, M., Stoffel, M., Barone, M. et al.: Absence of mutations in the human OB gene in obese/diabetic subjects. Diabetes 45 (1996): 679–682

Manson, J. E., Rimm, E. B., Stampfer, M. J. et al.: Physical activity and incidence of non-insulin dependent diabetes mellitus in women. Lancet 338 (1991) 774–778

Manson, J. E., Willett, W. C. et al.: Body weight and mortality among women. New Engl. J. Med. 333 (1995) 677–685

Marks, S. J., Moore, N. R., Clark, M. L., Strauss, B. J., Hockaday, T. D.: Reduction of visceral adipose tissue and improvement of metabolic indices: effect of dexfenfluramine in NIDDM. Obes. Res. 4 (1996) 1–7

Masuzaki, H., Ogawa, Y., et al.: Human obese gene expression. Adipocyte-specific expression and regional differences in the adipose tissue. Diabetes 44 (1995) 855–858

Mayer-Davis, E. J., Monaco, J. H., Hoen, M. et al. for the IRAS investigators: Dietary fat and insulin sensitivity in a triethnic population: the role of obesity. The Insulin Resistance Atherosclerosis Study (IRAS). Am. J. Clin. Nutr. 65 (1997) 79–87

McCann, D. U., Seiden, L. S., Rubin, L. J. et al.: Brain serotonin neurotoxicity and primary pulmonary hypertension from Fenfluramine and Dexfenfluramine. JAMA 278 (1997) 25–31

Mela, D. J.: Understanding fat preference and consumption: applications of behavioural sciences to a nutritional problem. Proc. Nutr. Soc. 54 (1995) 453–464

Montague, C. T., Farooqi, I. S., Whitehead, J. P. et al.: Congenital leptin deficiency is associated with severe early-onset obesity in humans. Nature 387 (1997) 903–907

Morris, J. N., Phillips, J. F., Jordan, J. W. et al.: Exercise in leisure time: Coronary attack and death rates. Br. Heart J. 63 (1990) 325–334

Mussell, M. P., Mitchell, J. E., de-Zwaan, M. et al.: Clinical characteristics associated with binge eating in obese females: a descriptive study. Int. J. Obes. 20 (1996) 324–31

Naef, M., Baldinger, B., Baer, U., Sabbioni, M., De Marco, D., Bürgl, U., Sterch, A., Büchler, M.W.: Vertical Banded Gastroplasty nach Mason zur chirurgischen Therapie morbider Adipositas. Eine prospektive klinische Studie. Akt Ernaehrungsmedizin 21 (1996) 258

Noack, R.: Energiehaushalt. In Biesalski, H.-K., Fürst, P., Kasper, H., Kluthe, R., Pölert, W., Puchstein, C., Stähelin, H.B.: Ernährungsmedizin. Georg Thieme Stuttgart, New York 1995

O'Connor, H. T., Richman, R. M. et al.: Dexfenfluramine treatment of obesity: a double blind trial with post trial follow up. Int. J. Obes. 19 (1995) 181 – 189

Oksanen, L., Mustajoki, P., Kaprio, J., Kainulainen, K., Jänne, O., Peltonen, L, Kontula, K.: Polymorphism of the β_3-adrenergic receptor gene in morbid obesity. Int. J. Obes. 20 (1996) 1055 – 1061

Olschewski, P., Ellrott, T., Jalkanen, J., Pudel, V., Scholten, T., Heisterkamp, F., Siebeneick, S.: Langzeiterfolg eines multidisziplinären Gewichtsmanagement-Programms. Münchener Medizinische Wochenschrift 139 (1997) 245 – 250

Paffenbarger, R. S., Hyde, R. T., Wing, A. L., Lee, I. M., Jung, D. L., Kampert, J. B.: The association of changes in physical-activity level and other lifestyle characteristics with mortality in men. New Engl. J. Med. 328 (1993) 538 – 45

Pelleymounter, M. A., Cullen, M. J. et al.: Effects of the obese gene product on body weight regulation in ob/ob mice. Science 269 (1995) 540 – 543

Prentice, A. M., Jebb, S. A.: Obesity in Britain. Br. Med. J. 311 (1995) 437 – 439

Prentice, A.: Are all calories equal? In: Cottrell, R., (Hrsg.) Weight control - The current perspective. Chapman & Hall, London 1995

Pudel, V., Ellrott, T.: Ernährungsverhalten in Deutschland. Internist 11 (1995) 1032 – 1039

Pudel, V., Ellrott, T.: Unterschätzungen beim Verzehrsprotokoll von Übergewichtigen - spezifisch oder nicht spezifisch? (Review). Ernähr. Umschau 43 (1996) 39 – 40

Pudel, V., Westenhöfer, J.: Dietary and behavioural principles in the treatment of obesity. Int. Mon. on EP & WC 1 (2) (1992) 2 – 7

Pudel, V., Westenhöfer, J.: Ernährungspsychologie - Eine Einführung. 2. Auflage. Hogrefe, Göttingen 1997

Pudel, V., Westenhöfer, J.: Fragebogen zum Eßverhalten (FEV) – Handanweisung. Göttingen. Hogrefe, Göttingen1989.

Pudel, V.: Deutsches Ernährungsverhalten: Individuelle Privatentscheidung oder kollektive Normverpflichtung? Ernähr. Umschau 40 (1993) 370 – 375).

Pudel, V.: Ernährungsberatung als Risikofaktor für Ernährungsverhalten? Ernähr. Umschau 41 (1994) 81 – 85

Qu, D., Ludwig, D. S., Gammeltoft, S. et al.: A role for melanin-concentrating hormone in the central regulation of feeding behaviour. Nature 380 (1996) 243 – 247

Rand, C. S., Macgregor, A. M.: Body size preferences and desired weight of patients who have received obesity surgery and of comparison adults. Obes. Res. 3 (1995) 427 – 434

Ravussin, E., Pratley, R. E., Maffei, M., Wang, H., Friedman, J. M., Bennett, P. H., Bogardus, C.: Relatively low plasma leptin concentrations precede weight gain in Pima Indians. Nature Genetics 3 (1997) 238 – 241

Rexrode, K. M., Hennekens, C. H., Willet, W. C. et al.: A prospektive study of body mass index, weight change, and risk of stroke in women. J. Am. Med. Ass. 277 (1997) 1539 – 1545

Richard, D.: Exercise and the neurobiological control of food intake and energy expenditure. Int. J. Obes. 19 (1995) S73S79

Rössner, S.: Factors determining the long term outcome of obesity treatment. Pp. 712 – 719 in Björntorp, P. & Brodoff, B.N., eds. Obesity. J.B. Lippincott Company, Philadelphia 1992

Ryan, D.H.: Sibutramine. Obes. Res. 3 (1995) 317S

Sarlio-Lähteenkorva, S.; Stunkard, A.; Rissanen, A.: Psychosocial factors and quality of life in obesity. Int. J. Obes. 19 (1995) S1S5

Schlundt, D., Hill, J., Pope-Cordle, J., Arnold, D., Virts, K., Kathan, M.: Randomized evaluation of a low fat ad libitum carbohydrate diet for weight reduction. Int. J. Obes. 17 (1993) 623–29

Schneider, R.: Relevanz und Kosten der Adipositas in Deutschland. Ernähr. Umschau 43 (1996) 369–374

Schriftenreihe zum Programm der Bundesregierung Forschung und Entwicklung im Dienste der Gesundheit: Band 18, Die Nationale Verzehrsstudie, Ergebnisse der Basisauswertung, Wirtschaftsverlag NW, Verlag für neue Wissenschaft GmbH, Bremerhaven 1991

Schulz, L. O., Schoeller, D. A.: A compilation of total daily energy expenditures and body weight in healthy adults. Am. J. Clin. Nutr. 60 (1994) 676–681

Seidell, J. C.: Obesity in Europe: Scaling an epidemic. Int. J. Obes. 19 (1995) S1S4

Shah, M., McGovern, P., French, S., Baxter, J.: Comparison of low fat, ad libitum complex-carbohydrate diet with a low-energy diet in moderately obese women. Am. J. Clin. Nutr. 59 (1994) 980–984

Sims, E. A. H.: Experimental obesity, dietary induced thermogenesis, and their clinical implications. Clinics Endocrinol. Metabol. 5 (1976) 377–395

Skender, M. L., Goodrick, G. K. et al.: Comparison of two-year weight loss trends in behavioural treatments of Obesity: Diet, exercise and combination interventions. J. Am. Diet. Ass. 96 (1996) 342–346

Smith, F. J., Campfield, L. A., Moschera, J. A., Bailon, P. S., Burn, P.: Feeding inhibition by neuropeptide Y [letter]. Nature 382 (1996) 307

Smith, K. A. et al.: Relapse of depression after rapid depletion of tryptophan. Lancet 349 (1997) 915–919

Spina, M., Merlo-Pich, E., Chan, R.K.W., Basso, A.M., Rivier, J., Vale, W.: Appetite-suppressing effects of urocortin, a CRF-related neuropeptide. Science 273 (1996) 1561–1564

Stern, J. S., Hirsch, J. et al: Weighing the options: criteria for evaluating weight-management programs. The Committee to Develop Criteria for Evaluating the Outcomes of Approaches to Prevent and Treat Obesity. Obes. Res. 3 (1995) 591–604

Stokes, J.; Garrison, R.; Kannel, W. B.: The independent contribution of various indices of obesity to the 22-year incidence of coronary heart desease: The Framingham Study. In Vague, J. (Ed.): Metabolic complications of human obesity. Elsevier, Amsterdam (1985) 49–57

Stunkard, A. J., Harris, J. R., Pedersen, N. L., Mc Clearn, G. E.: The bodymass index of two twins who have been reared apart. New Engl. J. Med. 322 (1990) 1483–1487

Suter, P. M., Schutz, Y., Jequier, E.: The effect of ethanol on fat storage in healthy subjects. New. Engl. J. Med. 326 (1992) 983–987

Swinburn, B. A., Carmichael, H. E., Wilson, M. R.: Dexfenfluramine as an adjunct to a reduced-fat, ad libitum diet: effects on body composition, nutrient intake and cardiovascular risk factors. Int. J. Obes. 20 (1996) 1033–1040

Swinburn, B., Ravussin, E.: Energy balance or fat balance? Am. J. Clin. Nutr. 57 (1993) 766–771

Takaya, K., Ogawa, Y. et al.: Molecular cloning of rat leptin receptor isoform complementary DNAs--identification of a missense mutation in Zucker fatty (fa/fa) rats. Biochem. Biophys. Res. Commun. 225 (1996) 75–83

Tartaglia, L. A., Demski, M. et al.: Identification and expression cloning of a leptin receptor, OB-R. Cell 83 (1995) 1263–1271

Tataranni, P. A., Ravussin, E.: Use of dual-energy X-ray absorptiometry in obese individuals. Am. J. Clin. Nutr. 62 (1995) 730–734

Taylor, S.I., Barr, V., Reitman, M.: Does leptin contribute to diabetes caused by obesity? Science 274, (1996) 1151

Tecott, L. H., Sun, L. M., Alkana, S. F., Strack, A. M., Lowenstein, D. H., Dallman, M. F., Julius, D.: Eating disorder and epilepsy in mice lacking 5-HT$_{2C}$ serotonin receptors. Nature 374 (1995) 542 – 546

Telch, C.F., Agras, W.S., Rossiter, E.M.: Binge Eating increases with increasing adiposity. Int. J. Eating Disord. 7 (1988) 115 – 119

Toubro, S., Astrup, A.: Randomised comparision of diets for maintaining obese subjects weight after major weight loss: ad lib, low fat, high carbohydrate diet versus fixed energy intake. Br. Med. J. 314 (1997) 29 – 33

Tremblay, A., Desprs, J.-P., Maheux, J. et al.: Normalization of the metabolic profile in obese women by exercise and a low fat diet. Med. Sci. Sports Exerc. 23 (1991) 1326 – 1331

Troiano, R. P., Flegal, K. M. et al.: Overweight prevalence and trends for children and adolescents. Arch. Pediatr. Adolesc. Med. 149 (1995) 1085 – 1091

Tucker, L. A., Kano, M. J.: Dietary fat and body fat: a multivariate study of 205 adult females. Am. J. Clin. Nutr. 56 (1992) 616 – 622

Turton, M. D., O'Shea, D. et al.: A role for glucagon-like peptide-1 in the central regulation of feeding. Nature 379 (1996) 69 – 72

U.S. Department of Health and Human Services and U.S. Department of Agriculture: Dietary guidelines for Americans 1995, 4th edition. Washington 1995

U.S. Department of Health and Human Services. Physical Activity and Health: A Report of the Surgeon General. Atlanta, GA: U.S. Department of Health and Human Services, Centers for Disease Control and Prevention, National Center for Chronic Disease Prevention and Health Promotion, Atlanta 1996

Wadden, T. A.: The treatment of obesity. An overview. In: Stunkard, A. J., Wadden, T. A. (Editors): Obesity. Theory and therapy. 2nd Edition, Raven Press, New York 1993

Walston, J., Silver, K. et al.: Time of onset of non-insulin-dependent diabetes mellitus and genetic variation in the β_3-adrenergic-receptor gene. New Engl. J. Med. 333 (1995) 343 – 347

Wechsler, J. G., Schusdziarra, V., Hauner, H., Gries, F. A.: Deutsche Adipositas Gesellschaft. Richtlinien zur Therapie der Adipositas. Deutsch. Ärzteblatt 36 (1996) B1751B1753

Westenhöfer, J.: Gezügeltes Essen und Störbarkeit des Eßverhaltens. Hogrefe, Göttingen 1992

Westerterp, K. R., Verboeket-van de Venne, W. P. H. G., Westerterp-Plantenga, M. S., Velthuis-te Wierik, E. J. M., de Graaf, C., Weststrate, J. A.: Dietary fat and body fat: An intervention study. Int. J. Obes. 20 (1996) 1022 – 1026

Westerterp, K. R.: Food quotient, respiratory quotient, and energy balance. Am. J. Clin. Nutr. 57 (1993) 759S765S

Weststrate, J. A.: Effect of nutrients on the regulation of food intake. Unilever Research Laboratorium Vlaardingen. Unilever Information Material, Vlaardingen 1992

Widen, E., Lehto, M. et al.: Association of a polymorphism in the β_3-adrenergic-receptor gene with features of the insulin resistance syndrome in Finns. New Engl. J. Med. 333 (1995) 348 – 351

Wirth, A.: Adipositas - Epidemiologie, Ätiologie, Folgekrankheiten, Therapie. Springer, Berlin, Heidelberg, New York 1997

Wolf, A. M., Colditz, G. A.: Social and economic effects of body weight in the United States. Am. J. Clin. Nutr. 63 (1996) 466S469S

Wood, P. D., Stefanick, M. L., Dreon, D. M. et al.: Changes in plasma lipids and lipoproteins in overweight men during weight loss through dieting as compared with exercise. New Engl. J. Med. 319 (1988) 1173 – 1179

Wood, P. D., Stefanick, M. L., Williams, P. T., Haskell, W. L.: The effects on plasma lipoproteins of a prudent weight-reducing diet, with or without exercise, in overweight men and women. New Engl. J. Med. 325 (1991) 461 – 466

Young, T., Palta, M., Dempsey, J., Skatrud, J., Weber, S., Badr, S.: The occurence of sleep disordered breathing among middle aged adults. New Engl. J. Med. 328 (1993) 1230 – 1235

Zhang, Y., Proenca, R., Maffei, M., Barone, M., Leopold, L., Friedman, J. M.: Positional cloning of the mouse obese gene and ist human homolgue. Nature 372 (1994) 425 – 432

Sachverzeichnis